DES EAUX

SULPHUREUSES ET THERMALES

DE

VAUDIER

T. 163
Te 1861

DES EAUX

SULPHUREUSES ET THERMALES

DE

VAUDIER

AVEC DES OBSERVATIONS PHYSIQUES, ÉCONOMIQUES
ET CHIMIQUES SUR LA VALLÉE DE GESSE
ET DES REMARQUES SUR L'ANALYSE DES EAUX
SULPHUREUSES EN GÉNÉRAL

PAR

JEAN - ANTOINE GIOBERT

DE L'ACADÉMIE R. DES SCIENCES ET DE LA SOCIÉTÉ
R. D'AGRICULTURE DE TURIN, DES ACADEMIES DES
SCIENCES ET BELLES LETTRES DE MANTOUE, DE
SIENNE, DES GÉORGOPHILES DE FLORENCE, DE
L'ACADÉMIE D'AGRICULTURE, COMMERCE, ET ARTS
DE VERONE, DE CONELIANO, DE LA SOCIÉTÉ
PATRIOTIQUE DE MILAN ETC. ETC.

TURIN MDCCXCIII.

DE L'IMPRIMERIE DE JAQUES FEA

A MONSIEUR LE COMTE

SOMIS DE CHIAVRIE

CHEF DU MAGISTRAT DU PROTOMÉDICAT
PROFESSEUR DE MÉDECINE PRATIQUE A L'UNIVERSITE
PREMIER MÉDECIN DU ROI
DE L'ACADÉMIE R. DES SCIENCES ETC.

*L'*analyse des eaux sulphureuses de Vaudier, que j'ai l'honneur de vous offrir, MONSIEUR, ne sauroit paroître que sous vos auspices. Chargé par le Gouvernement de tous les objets de santé publique, cet ouvrage vous appartient; mais vous y avez encore des titres particuliers. Vous avez fait vousmême plusieurs expériences sur la nature des eaux que j'analyse; vous avez avant moi étudié le climat, que je fais connoître; vous avez constaté dans ces bains des propriétés médicales importantes; par vos conseils le Roi Charles les a honorés de sa présence en 1755; & tout en rendant à son peuple la vie de ce Prince immortel, vous avez décidé de la restauration de cet établissement utile trop négligé jusqu'alors, & en avez assuré l'existence à la postérité la plus reculée. Puisse-t-il cet effort de mes foibles talens ajouter à l'utilité, & à la gloire de ces bains célèbres! Du moins l'immortalité de votre nom ajoutera à la durée de cet ouvrage; & j'espère que vous voudrez bien l'agréer en

témoignage de l'empressement que j'ai
de rendre utile à ma patrie le fruit de
mes études, & en témoignage encore
de la considération distinguée, avec laquelle j'ai l'honneur d'être

Très-obéissant Serviteur
GIOBERT

PRÉFACE.

On ne peut plus douter de l'efficacité des eaux minérales, et surtout des eaux sulphureuses. Il y a long-temps que l'observation en a fait connaitre l'utilité, et l'expérience des siecles en confirma à l'art de guérir un succès assuré. Il ne s'agit plus que de connaitre les principes qui minéralisent les eaux, l'état dans lequel ces principes se trouvent combinés entr' eux, et la quantité que les eaux en contiennent, pour en faire une application heureuse aux différentes maladies. C'est sous ce dernier point de vue que les eaux minérales exigent encore l'examen de la Chimie. On a fait à la vérité dans les temps antérieurs des expériences sur la nature des eaux, et on ne connait presque aucune source, sur laquelle on n'ait pas multiplié des traités plus ou moins étendus; mais on convient aujourd'hui en général que le temps n'étoit pas arrivé pour décider de la nature des eaux d'après des principes assez surs. Cette vérité n'est

2

plus étrangere à aucune des nations éclai-
rées, et est parvenue jusqu'aux Trônes. Les
vues des Princes ne s'étendent plus qu'à la
felicité de leurs peuples; et la connaissance
parfaite des eaux minérales n'est pas le
dernier parmi les objets qui attirent leurs
regards. Le goût de la Chimie n'est pas
chez nous si répandu qu'il merite de l'être,
et son influence n'est pas à beaucoup-près
assez connue. Cependant au milieu même
des préjugés populaires, cette influence n'é-
chappa à la sagesse du Roi Victor Amé III.
qui nous gouverne. Dès les premiers pas de la
Chimie moderne ce Prince éclairé en a saisi
l'intérêt, et sut le premier apprendre aux
gouvernements d'Italie l'application de cette
science au bonheur des sujets. C'est en 1779
que le Docteur Gioanetti fut chargé de
l'analyse des eaux de Courmajeur, et de
S. Deidier, c'est-à-dire presqu'en même
temps qu'on jettoit à Upsal les fondements
de cette partie de la science; et ce savant
célebre après avoir justifié par des découvertes immortelles le choix du gouvernement sut démontrer aux nations étrange-
res, que là même, où les sciences sem-
blent apparemment le moins cultivées, on
devient aussi grand qu'on peut l'être. Peu
de temps après ce même Prince à établi
l'Académie Royale des sciences, et dès

lors le soin de l'analyse des eaux a été confié à cette compagnie savante. Bientôt le Docteur Bonvoisin a été chargé de l'analyse des eaux minérales de la Savoye, et dernièrement de celles sulphureuses des bains célebres d'Acqui ; Mr. Fontana a entrepris celle des eaux sulphureuses de Vinaj, le Comte de S. Martin celle de quelque source de la vallée d'Aoste, et le Marquis de Brézé nous a donné l'analyse de plusieurs sources de la ville de Turin, et d'eaux minérales de Province. Parmi les eaux qui jouissent depuis long-temps d'une réputation aussi méritée qu' étendue, ne restoient que les eaux sulphureuses des bains de Vaudier, auxquelles on dût encore appliquer les progrès de la Chimie. Devouvé dès ma plus tendre jeunesse à l'etude de cette science, et occupé depuis plus de 15 années à la pratique des experiences, j'ai aisement cédé aux instances de plusieurs de mes amis, et en particulier de MMrs. Cappa, et Bluva, qui ont entrepris la restauration de ces bains célebres, à la grande satisfaction du public. Les effets bienfaisans de ces bains doivent être assez connus après l'histoire que nous en donnerent tant d'ecrivains illustres; on sait également qu'ils ont été plusieurs fois honorés de la présence des ayeux de nos Princes , que par ces mêmes Princes ils ont été comblés de bienfaits , et qu'ils ont répondu par des bienfaits réciproques *. Ainsi j'ai jugé que c'étoit entrer dans les vues du Gouvernement, et dévancer les intentions de la

* *Il paroit que le premier des Princes de Savoye qui eprouva les effets bienfaisans des bains de Vaudier alors très-peu connus , et beaucoup négligés , fut Madame Violante de Savoye Comtesse de Cremieux. C'est apparemment après cette guérison dont on avoit désesperé , que bientôt après s'être comblé de glorie par la bataille de S. Quentin le Duc Emanuel Philibert commenca les proteger , et en ordonna l'examen par une société de Medecins. En 1668 Madame Royale Marie Joanne Baptiste de Savoye alla prendre ces bains avec tout sa Cour , et sa santé a été completement rétablie. On doit à cette Princesse le commencement des promenades qui existent maintenant infiniment améliorées par ses neveux. Le Roi Charles Emanuel III. y alla avec sa cour en 1755. C'est à ce Prince que l'on doit l'édifice dans lequel on jouit des bains de la source de S. Lucie. Ce Prince le fit construire en bois , mais le Roi Victor Amé III. actuellement Regnant le fit restaurer en maçonnerie en 1780 à 1783.*

Société célebre qui se proposa l'examen des eaux minérales des états, et à laquelle j'ai l'honneur d'appartenir, que de me charger de l'analyse de ces sources. En y procedant j'ai tâché de ne pas négliger aucune des lumieres que les découvertes les plus récentes en Chimie pourroient répandre sur ce genre de travail. J'ai fait un très-grand nombre d'expériences ; et j'en ai fait plusieurs au delà de ce qu'on est dans l'usage d'en faire, mais je me flatte qu'on verra que mon temps n'a pas été perdu, et que s'il m'arriva de trouver quelques phénomenes importants, et des faits nouveaux qui ajoutent des lumieres à cette partie sublime de la Chimie, et d'éclaircir quelques phénomenes de la Physique, je ne devois pas reposer sur des simples appercus. C'est alors que j'ai cru qu'on devoit multiplier les expériences, les varier en nombre de manieres différentes, et en les rectifiant par des essais réiterés y mettre le dernier sceau de l'exactitude la plus scrupuleuse. On trouvera sans doute, et peut-être on me reprochera aussi que j'ai donné à mon travail une trop grande étendue. C'est que je me suis proposé un champ plus vaste qu-on ne fait comunement. Les eaux minérales n'importent aux nations que par rapport à leur efficacité medicale ; mais cette efficacité même tient à des circonstances indépendantes de la nature des eaux, et qu'il n'est pas moins important de connaitre. La position physique et politique du lieu des sources, et des environs ; la température, la pesanteur, l'humidité, et la sécheresse, l'électricité, et surtout la salubrité de l'atmosphere ; ensuite la nature des eaux douces des environs, et, en un mot, tout ce qui tient aux commodités de la vie, forme une suite de circonstances qu'il importe au Medecin de connoitre, et qu'il ne néglige d'évaluer. A ces circonstances, très-importantes surtout lorsq'on ne peut faire usages des eaux que sur le lieu même de leur source, on doit encore en ajouter des autres et surtout lorsqu'il est question d'eaux sulphureuses. Il est assez ordinaire que ce qui forme l'efficacité de ces eaux n'est que le gaz hydrogène sulphuré, et ce gaz peut aisement être décomposé par nombre de substances. Ainsi il faut connaitre la réaction des eaux sulphureuses avec les substances alimentaires en général, et avec les substances médicinales que les différentes maladies pourroient exiger pendant l'usage des eaux sulphureuses. Cette réaction étant établie avec certitude, on pourra alors poser sur des fondements solides le régime medical des malades, et décider des aliments, et des remedes dont on pourra faire usage, et de ceux qui doivent être proscrits. Tel est le but que j'ai tâché de remplir autant qu'il étoit possible dans un lieu infiniment éloigné des secours qui seroient necessaires dans ce genre de recherches.

Dans la rédaction de cet ouvrage je me sers de la nouvelle nomenclature. C'est qu'elle est maintenant adoptée par presque tous les Chimistes, et parceque je suis intimement persuadé que les noms barbares de la langue insignifiante des Chimistes anterieurs seront dans peu bannis même de la médecine, et que nos neveux ne liront ce jargon, plus que nous ne lisons les hierogliphes de nos ancêtres. Cependant comme les analyses des eaux médicinales sont destinées au public en général, et que tous ne sont pas encore censés de connaitre cette nouvelle langue de la Chimie, j'aj ajouté à la fin de cet ouvrage l'explication des nouveaux termes par les anciens qui y repondent. J'espere d'avoir réuni ainsi le double avantage d'ecrire d'une maniere à la portée des tous ceux, à qui il peut importer de consulter cette analyse, et de m'être mis à l'abri de tou

8

reproche. Ces sont-là les éclaircissemens préliminaires que je devois à mes lecteurs sur l'analyse des eaux sulphureuses de Vaudier, que je présente avec confiance au public. Il ne me reste qu'à remarquer que dans toute la suite de ces expériences j'ai eu pour compagnon le Docteur Oliveri Médecin à Dronero, très-abile Chimiste, et que je me fais honneur de compter au nombre de mes éleves ; J'avoue même que les lumieres de ce Médecin m'ont étées souvent très-utiles. Ensuite je ne dois pas oublier que c'est à MMrs. le Docteur Balbis du college de Médecine de Turin, et le Comte Piovan de Mont-Pantero, que je dois le catalogue des plantes qui croissent aux environs des sources ; ces savans Botanistes ont bien voulu le dresser lors de leur passage aux bains au moment que mes expériences étoient presque achevées; et c'est avec le plus grand empressement que je saisis cette occasion pour leur donner ce témoignage public de ma parfaite reconnoisance.

SECTION I.

OBSERVATIONS GÉNÉRALES SUR LA VALLÉE DE GESSE

CHAPITRE I.

DE LA POSITION PHYSIQUE ET POLITIQUE DE LA VILLE ET BAINS DE VAUDIER

§. I.

Description de la vallée de Gesse.

La province de Coni merite à plusieurs égards une considération distinguée parmi celles du Piémont. Elle embrasse d'un côté une très-grande étendue des plaines fertiles du Piémont proprement dit, et en s'étendant de l'autre par des vallées dans les montagnes va marquer les confins de l'Italie d'avec ceux de la France cisalpine. De ces vallées une des plus considérables, et importantes en même temps, est sans doute celle dite de Gesse, du nom de la rivière qui l'arrose. On commence s'y introduire à une lieue environ de Coni en quitant la grande route de Nice au Bourg S. Dalmas, et on s'y enfonce par une route assez commode en côtoyant d'une part les bords du Gesse même, et de l'autre une chaîne de montagnes calcaires presque arides. Bientôt encore des nouvelles montagnes s'avancent au sud du côté de Gesse , et paroissent presque se joindre à la chaîne du côté opposé ; la vallée ne consiste plus à peu près que dans le lit de la rivière , et alors tout paroît annoncer un séjour assez peu agréable. Cependant ces tristes présages disparoissent presque tout à coup, et le doux souvenir des campagnes riantes que l'on croyoit abandonnées se trouve bientôt renouvellé. On est étonné de trouver dans ce même lieu, et au centre de deux chaînes de montagnes très-hautes une plaine, ou plûtôt un bassin formé par ces mêmes montagnes, qui annonce dès le premier aspect la fertilité du sol, la douceur du climat, et la providence de la nature. C'est dans ce bassin du côté du Nord, et aux pieds mêmes des montagnes que se trouve la ville de Vaudier, à 3 grandes lieues de Coni. Ce bassin ne renferme guères que deux villages, celui de Vaudier, et celui d'Andon qu'on laisse à droite avant que d'arriver à Vaudier. Du côté de ces villes la chaîne des montagnes n'est pas interrompue ; elle ne forme qu'un quart de cercle au derrière de la ville de Vaudier, et recommence par une montagne dite *le Prà*, très-peuplée de gros arbres que l'on a grand soin d'entretenir, parceque c'est de ces remparts fournis par la nature que dépend, dit-on, l'existence de la ville, qu'ils garantissent des avalanges. Cette montagne s'avance à l'Est, et s'étend au Sud-Ouest, prend ensuite le nom de *Clou de la Cella*, et offre à son sommet le beau spectacle d'un lac de l'étendue d'environ 15 arpens, très-fertile en poissons. Peu loin, et du côté du

Levant elle est dite par les habitans *la montagne des Alpes*, et c'est là que l'on exploite la carrière précieuse du marbre célèbre de Vaudier, dont j'aurai occasion de parler ci-après. Ici la nature de cette série de montagnes change tout à coup. Une dite *la Merà* entièrement argilleuse s'avance très-considérablement à l'Est, et met de telles bornes à l'étendue de la vallée, qu'on doit abandonner ici toute voiture. On ne remonte plus la suite de la vallée qu'au moyen des mulets, qui y trouvent cependant une route très-commode en cotoyant sans cesse les bords du Gesse et le pied des montagnes de cette série. C'est à cette montagne de la Merà que va se joindre celle dont j'ai parlé jusqu'à présent. La chaîne continue en remontant au Sud-Ouest, et va se rejoindre au *Matto* qui est une montagne très-haute, et cependant couverte de plantes jusqu'à une hauteur assez grande ; c'est celle qui donne les eaux sulphureuses des bains de Vaudier. Ici termine le long de la vallée de Gesse qui se trouve interrompue par la montagne célèbre du *Col de S. Jean* qui se présente vis-à-vis. Cette montagne qui n'offre que des rochers arides, et qui est presqu'entièrement impraticable, s'étend d'une part à l'Ouest, va se réunir aux crêtes du Matto, et forment ainsi conjointement un nouveau bassin à une très-grande hauteur, dit *Valasc* par les habitans du pays. C'est une vaste plaine très-fertile en herbages, et habitée par des bergers qui y passent quelques mois de l'été. Ce bassin entouré de toutes parts de barrières de roche qu'il n'est possible de franchir qu'à quelques téméraires chasseurs aux chamois, offre le spectacle effrayant d'une prairie la plus riante au milieu des rochers les plus arides, embellis çà et là par des plate-bandes de neige; des eaux cristallines y coulent de toutes parts en ruisseaux, et c'est là que la Gesse tire sa source.

J'ai tracé ici la direction des montagnes qui bordent la vallée de Gesse du côté de la ville de Vaudier, et on a vu que cette série n'est interrompue que par la montagne de s. Jean, qui en borne toute l'étendue à l'ouest. La chaîne opposée des montagnes qui forment le bassin dans lequel est placée la ville de Vaudier, est au contraire bientôt interrompue. Une montagne très-haute placée au sud-est, et vis-à-vis de la ville de Vaudier s'étend d'abord au sud et s'avance de ce côté jusqu'à se réunir aux montagnes du comté de Tenda. C'est aux pieds de cette chaîne qu'est placée la ville d'Entraques, et que va aboutir la vallée célèbre de Notre-Dame des Fenêtres. Il ne peut entrer dans mon plan de suivre cette série, et je n'ai rappellé cette circonstance que pour marquer l'ouverture de ce bassin, et suivre l'enchaînement des montagnes qui bordent la vallée de Gesse du côté opposé à la ville de Vaudier. Cette ouverture est assez étendue, et forme une interruption assez considérable dans la chaîne de ces montagnes. Cependant c'est presque à la même direction de la montagne précédente que s'avance la montagné dite *Lozet* dans le pays. Cette montagne que les mines de plomb qu'on y exploitoit autrefois, ont rendue célebre aux *Savans*, s'étend comme la série opposée au sud-ouest, prend le nom de la *Valliotta*, et ensuite s'avançant vers la montagne de la *Mera*, et rétrécissant la vallée prend le nom de *Rocerol*. Peu après elle s'éléve au dessus de son niveau ordinaire, et forme une éminence, qu'on appelle *Dragonero*. Cette éminence est divisée par un ruisseau d'une autre montagne dite *l'Orosa* qui en suivant la même direction va se joindre à la montagne dite *la Stella*, dont elle n'est séparée que par un autre ruisseau, dit le ruisseau de l'Orosa. La montagne la Stella une des plus hautes, et la plus fertile en gros arbres, se trouve placée vis-à-vis de celle du Matto, et c'est aux pieds de cette montagne qu'on trouve la source célèbre de Sainte Lucie qui fournit les eaux sulphureuses pour les bains au logis du Roi. La Stella qui s'étend au Sud est divisée par une rivière qui porte elle-même le nom de Gesse, et conjointement avec l'autre partie du Col S. Jean qui s'étend de ce même côté, forme un vallon très-étroit que les naturels du pays pratiquent assez souvent. Cette montagne va se réunir à la montagne dite *la Vallette*; le petit vallon s'introduit dans d'autres et on arrive par cette route dans les montagnes de la Provence.

On peut établir par ce que je viens de dire de la disposition des montagnes qui bordent la vallée de Gesse, la position géographique des bains. Trois logis dépendants de la ville de Vaudier sont placés aux pieds du Matto dans une vallée dont l'étendue ne renferme guères plus que l'espace destiné à ces logis, et le lit de la rivière. Vis-à-vis et aux pieds de la montagne dite la Stella est placé le logis du Roi, dit *le Baraccone*, divisé des autres logis par le torrent , que l'on passe sur un pont de bois, que la munificence du Roi y a fait construire. On y arrive en remontant considérablement du côté du Nord-Est, et en suivant la direction de la vallée, on y est arrêté à cette même direction par la montagne de S. Jean, qui se présente vis-à-vis, et cette même montagne qui se prolonge aux deux côtés opposés , laisse une ouverture assez grande à l'Ouest, qui est ensuite fermée par la réunion de cette montagne avec celle du Matto , et une autre ouverture plus grande encore du côté du Sud, qui se prolonge au delà des bornes qui doivent être prescrites à cet ouvrage.

§. II.

Arts et Manufactures

La ville de Vaudier est assez petite ; mais elle ne renferme pas moins un nombre d'habitans très-considérable. On évalue la population de cette ville y comprises les bourgades à 4500 personnes. On trouve à Vaudier deux filatures de cocons, une fabrique de gros draps , et les femmes y fabriquent des chapeaux de paille de seigle. On a essayé dernièrement d'introduire une autre branche d'industrie en faveur des montagnardes de cette vallée; c'est le filage du chanvre au rouet à deux mains. Cet établissement que l'on doit aux soins de Madame Rinaldi a débuté avec succès , et deux écoles s'y soutiennent en vigueur. Un établissement de ce genre mérite d'être encouragé par les riches, et imité ailleurs. Une très-grande partie de cette population habite les montagnes, et ne s'occupe que de leurs vaches, et de leurs troupeaux. Ils forment du beurre qu'on envoie également aux villes prochaines de Piémont, et aux pays maritimes des environs de Nice, et on forme des fromages à la façon de ceux de Castelmagno, qu'on met ensuite dans le commerce. En approchant ces bergers on est fâché de trouver qu'ils ne montrent pas à beaucoup près, je ne dirai pas cette simplicité de mœurs qui embellit si souvent les tableaux de nos poetes, mais pas même cette franchise de caractère qu'on s'attend des montagnards. Au long de la vallée les femmes travaillent au blanchîment des toiles, et des fils qu'on leur envoie abondamment de toute la province de Coni, du Comté de Nice, et même de Turin. En arrivant à l'extrémité supérieure de la vallée les bords du Gesse sont couverts de toile, et les rochers de fil. On blanchit ces toiles par des lessives réitérées, en les arrosant avec de l'eau du Gesse, et en les exposant aux rayons du soleil. Cette méthode ne donne guères chez nous un blanchîment satisfaisant; mais dans la vallée de Gesse on ne peut qu'être frappé du blanc éblouissant des toiles blanchies par ces montagnardes, et on est plus étonné encore lorsqu'on voit, que trois lessives, et trois semaines suffisent pour opérer ce blanchîment dans une vallée ombragée par les montagnes, et où les rayons du soleil, qui y dardent assez peu, ne marquent jamais un degré de chaleur qui surpasse 32 ou 33 degrés,

au thermomètre de Reaumur. Cependant ceux qui connoissent les fondements solides de cet art, que la Chimie moderne a jettés ne seront plus étonnés de cette
promptitude et beauté du blanchîment, en apprenant
ci-après lorsque je parlerai des eaux douces des environs des bains, que les eaux du Gesse sont impré-
gnées d'oxigène au point de détruire la couleur de la
teinture de tournesol, et que cet oxigène se trouve
dans ces eaux plus abondamment que dans la rosée
de nos plaines. Si l'on excepte la chasse aux chamois
et aux faisans, et la pêche, qui forment un objet assez
considérable, c'est là que se borne toute l'industrie des
habitans de la vallée de Gesse. On verra bientôt bien
des ressources que la nature leurs a fournies ; mais soit
paresse, soit par une suite des préjugés de leurs ancêtres ces ressources ne tournent guères à profit qu'à
des gens étrangers.

§. III.

Agriculture.

L'autre partie des habitans de cette vallée ne s'occupe que de l'agriculture, qui est ici assez bien florissante depuis l'entrée dans la vallée du côté de Coni,
jusqu'à l'embouchure formée par l'approchement des
montagnes à l'extrémité opposée. La nature du sol au
premier aspect ne paroît guères fertile, et en examinant de près ces terreins on peut aisement remarquer
que le sable et le carbonate de chaux s'y trouvent au

delà de la proportion qui paroît décider de la plus grande fertilité des terreins. Mais ce petit défaut de légèreté dans le sol de la vallée a été amplement compensé par la nature, qui y fait couler sans cesse des montagnes des eaux, avec lesquelles on peut les arroser presqu'à son gré. D'ailleurs ce n'est guères un défaut que la légèreté des terreins là où comme dans cette vallée on peut se procurer abondamment des engrais. La quantité que les bestiaux que l'on entretient sur les montagnes en fournissent par le parcage, est tres-grande, et assez bien soignée. Les bergers rassemblent la nuit leurs troupeaux sur les alpes, et la fiente séchée en est transportée dans la vallée. On pourroit à la vérité se procurer bien d'engrais avec moins de peine en transportant sur les champs le terreau qui se forme aux pieds des grosses plantes dont sont couvertes les montagnes adjacentes, et on pourroit sans doute le pratiquer sans la moindre crainte de danger pour les plantes de ces montagnes; mais je n'ai vu aucune part cette pratique, pas même sur ces monceaux de terrein qu'on aime transporter au milieu des rochers; peut-être que l'abondance d'engrais que fournissent leurs troupeaux la leur fait negliger, ou ignore-t-on l'efficacité de ce terreau.

Le mûrier qu'on trouve assez vigoureux dans cette vallée annonce d'abord la douceur du climat. Toutes les plantes y végètent également que dans nos plaines du Piémont, jusqu'au chanvre, qui sans s'élever à une hauteur très-considérable fournit de la filasse d'une finesse distinguée. Cependant on n'y cultive pas la vigne quoique le raisin y parvienne parfaitement à maturité, et on ne trouve non plus nulle part le froment. Le seigle, le mays, le *formenton* (*Poligonus Fagopirus* Lin.), les haricots et les chataignes suffisent au delà des besoins de toute la vallée, qui en exporte, et en change avec des vins qu'on tire des provinces de Mondovì, d'Albe et d'Ast. On évalue jusqu'à 80 emines le produit d'un arpent de terrein semé en seigle. Les prairies qui y sont assez abondantes, offrent au premier coup d'œil un aspect imposant ; mais on est fâché de trouver dans les plantes qui y végètent, un très-mauvais choix, et de n'y voir guères que des pastinaques et des renonclées à l'exclusion presque totale des graminées. C'est là, je crois, un des effets dangereux des arrosemens superflus dictés à la nation entière par des anciens préjugés que les cris des savans n'ont pu vaincre.

En suivant le cours de la vallée, et en arrivant à l'approche des montagnes à 2 milles des bains, le climat paroît changer tout à coup, et on ne trouve presque plus vestige d'agriculture. Quelques monceaux de terrein transportés au milieu des rochers sur le penchant des montagnes offrent quelquefois du seigle, qui s'approche de sa maturité à la moitié d'août, à côté d'autre seigle semé tout récemment, qui ne commence qu'à germer, et au milieu même des rochers on est frappé de trouver en une fois les fraises du printems, les framboises de l'été, et les fleurs du colchique d'automne. Cette partie de la vallée pourroit cependant prêter quelques ressources à l'industrie des habitans. La face occidentale de la montagne dite la Stella commence être peuplée de pins sauvages , dont on pourroit tirer de la térébenthine sans beaucoup de peine ; des étrangers viennent même le faire quelques années, mais l'exemple de ceux-ci n'a pas encore éveillé l'attention de ces montagnards. Toute la côte orientale des montagnes de la vallée est couverte de lavande , et la côte occidentale des montagnes qui la terminent, est couverte d'oseille (*Oxalis Acetosella*), et une autre espèce (*Rumex Digynus*) fort riche en acide oxalique croît très-abondamment au milieu des rochers ; pourquoi ne pourroit-on pas fabriquer ici de ces parfums que nous envoyent les habitans des alpes maritimes , et dérober aux Suisses une partie du commerce de l'oxalate acidule de potasse ?

Le jardinage ne mérite pas à beaucoup près aucune considération tout au long de la vallée ; cependant des essais que l'on a fait aux alentours mêmes des bains ont appris que cette branche d'agriculture y pourroit être suivie avec bien de succès. Les plantes potagères y végètent d'une manière bien vigoureuse, et sont d'une saveur distinguée. Tels sont aussi les fruits que la nature a fourni par elle-même et qui se bornent aux fraises et aux framboises. On jouit aux bains très-abondamment de ces fruits depuis le commencement jusqu'à la fin d'août, et on verra sur la fin de cet ouvrage, que l'on peut en jouir sans crainte d'altérer le régime médical lors même qu'on fait usage des eaux sulphureuses.

§. IV.

Histoire Naturelle.

Les plantes au contraire que la nature a répandues sur ces montagnes sont très-abondantes et très-variées. Mon but n'est pas de dresser ici le catalogue des plantes indigènes au climat de cette vallée, où l'on est bien aise de trouver d'un côté presque toutes celles de nos prairies, de l'autre les plantes des alpes le plus élevées, et çà et là des plantes qui paroissent presque exclusivement propres à ces montagnes. Cette partie a été traitée de main de maître dans l'ouvrage immortel de la Flore du Piémont par M. Allioni, qui long-temps avant avoit déjà rendu cette vallée à jamais célèbre dans les fastes de la Botanique. La Potentilla, et la Viola Valderia ont tiré son nom de la ville de Vaudier, et sont connus de tous ceux qui n'ignorent les richesses de la nature dans l'empire de Flore. Je ne remarquerai qu'une circonstance en faveur de ceux qui en allant aux bains de Vaudier voudroient y ajouter l'action réciproque d'autres remèdes indigènes à notre climat, et tirés du règne végétal. C'est qu'on trouve aux environs de ces bains presque toutes les plantes officinales dont on pourroit avoir besoin.

Quadrupèdes. L'histoire naturelle des animaux ne présente pas moins aux savans des objets assez propres à fixer leur attention. J'ai déjà remarqué que la chasse aux chamois forme l'occupation chérie de quelques montagnards de la vallée. Ces chamois (*Antilope Rupi-*

capra Erxleben) se trouvent dans cette vallée assez abondamment depuis les montagnes La Mera, et le Dragonero, et on les voit aussi en petites troupes de quatre à quatre, et quelquefois d'avantage grimper les endroits les plus escarpés des montagnes. Depuis octobre et novembre ils descendent souvent en troupeaux de 40 à 50 dans la vallée pour aller aux sources sulphureuses dont ils paroissent très-friands, et on ne voit guères qu'ils s'y approchent que dans ces mois. Si l'on pouvoit ajouter foi aux anciennes reveries des auteurs qui ont écrit sur ces eaux dans des temps reculés, et qui en ont célébré l'efficacité prolifique, on seroit presque tenté de croire que c'est pour les exciter à l'amour que l'instinct conduit ces animaux aux sources sulphureuses, et on y seroit d'autant plus tenté que l'on sait que c'est précisement en ce tems-là que les chamois vont en amour. Cette opinion pourroit avoir bien des partisans même de nos jours, car étant aux bains j'ai trouvé des imbécilles qui après avoir été ou épuisés par la débauche, ou affoiblis par la vieillesse ayant ensuite obtenu de la nature des enfans après l'usage des bains, en attribuent de bonne foi le succès à la prétendue efficacité prolifique des eaux. Mais dès qu'on aura vu par l'analyse de ces sources, que parmi les principes fixes qui les minéralisent, le dominant en est le muriate de soude, ceux qui connoissent l'avidité des chevres domestiques pour ce sel, ne balanceront pas sans doute à en conclure par une analogie fondée que c'est là l'aimant qui attire les chamois aut sources sulphureuses.

Les naturels du pays ne paroissent guères regarder les chamois que comme une variété de leurs chevres domestiques; ils croyent même que de leur première origine ce ne furent que des chevres qui échappèrent de leurs troupeaux; ils assurent que les chamois s'accouplent très-bien avec leurs chevres domestiques, que les metis qui en proviennent sont féconds et produisent entr'eux, que les différences qui caractérisent ces deux espèces disparoissent presqu'entièrement, et que dans deux ou trois générations on n'a plus que des chevreaux communs. Cette observation est conforme à celles des bergers de la Provence au rapport de M. Dar-Luc, qui en a fait mention dans son histoire naturelle de cette partie de la France.

Les autres quadrupèdes de ces montagnes sont le sanglier, le loup comun, le loup cervier, la marmote, les loirs, et les lievres blanches. Je me contenterai de rappeller les trois premiers, parceque je ne les ai point vus, et c'est à M. Ferreri de Vaudier qui travaille à un excellent poëme sur l'histoire naturelle de cette vallée que je dois la connoissance de ces animaux. Le premier paroît cependant ne s'y trouver que par accident, et le second ne s'y trouve pas à beaucoup près si abondamment qu'on pourroit le croire d'après le grand nombre de troupeaux qu'on nourrit sur ces montagnes. Le loup cervier n'est pas même beaucoup fréquent, et il est bon de remarquer que ce quadrupède (*Felis Linx Erxleb.*) n'est pas le linx fabuleux dont les anciens ont raconté tant de merveilles, comme on paroît le croire dans le pays.

La marmote (*Glis Marmota Erxleb.*) au contraire
y est très-commune. C'est aux environs même des bains
aux pieds de la montagne de S. Jean et du Matto du
côté du Sud-Ouest que l'on commence la rencontrer;
cependant elle ne se trouve ailleurs plus abondamment
qu'entre les rochers qui bordent le bassin dit Valasco formé
par la réunion de ces deux montagnes, que j'ai décrit dans
le §. 1 de ce chapitre. La vie et les mœurs de ce quadrupède sont très-connus après les recherches de Gesner,
de Buffon, de Berthout, et d'autres, et ce que je pourrois dire à cet égard ne seroit qu'une répétition stérile
de ce que ces auteurs ont observé long-temps avant.
On sait que les marmotes passent leur vie dans l'état
d'engourdissement depuis le mois d'octobre jusqu'en
avril dans des trous architectement formés qu'elles ont
soin de garnir de foin, ou de mousse pour se garantir
du froid. Quelques auteurs ont assuré que cette provi-
sion est formée de concert entre plusieurs de ces animaux qui se forment leur retraite en société, et ils ont
prétendu de trouver du merveilleux dans l'industrie de
la marmote. Ces associations s'étendent depuis quatre
jusqu'à douze. *Les unes*, dit-on, *coupent les herbes,*
les autres les ramassent en bottes, et plusieurs les voi-
turent. Une marmote se couche sur son dos, étend ses
pattes en haut, avec lesquelles elle embrasse le foin; les
autres la traînent prenant garde que la voiture ne verse.
Ces prétendues merveilles de la marmote ont été ré-
pétées par les Naturalistes depuis Pline et Gesner jusqu'à
nos jours. Le célèbre auteur de l'Antilucrece a encore
renchéri sur ces fables, et il a prétendu que les mar-

motes se livrent des combats, et qu'elles font de leurs prisonniers l'usage qu'on vient de voir. (Voy. *l'Antilucrece de Polignac lib. 1 v. 185 et seq.*) M. De Buffon lui-même qui en doutoit a rapporté cette histoire. Il étoit sans doute important de la constater si elle étoit vraie, ou enfin de se détromper d'une chimère. J'ai jugé que les vieux bergers qui habitent le haut de ces montagnes auroient pu me fournir des renseignements positifs, surtout ceux qui habitent le bassin de Valasco, où les marmotes s'y trouvent en très-grande quantité. Mais j'ai été fâché que mes questions sur cet objet n'ayent fait qu'apprendre à ces vieux montagnards des rêveries que les philosophes aiment forger du profond de leur cabinet.

L'état d'engourdissement où se trouve la marmote en hiver mérite toute l'attention des physiciens : et il en mérite d'autant plus que les découvertes des naturalistes de nos jours ont prouvé ce même engourdissement jusques dans des oiseaux que l'on croyoit migratoires. Telles sont les hirondelles. On a fait à la vérité sur ce phénomène quelques hypothèses, mais elles ne sont pas satisfaisantes. Les lumières que la Chimie moderne a répandues sur la respiration pourroient peut-être éclaircir ce phénomène, ou peut être aussi en étudiant l'engourdissement de ces animaux pourroit-on répandre des nouvelles lumières sur la respiration animale. Il est à souhaiter que l'anatomie de la marmote soit étudiée avec soin, et il seroit peut-être utile d'en disséquer dans cet état d'engourdissement. On sait déjà que pendant cet engourdissement de la marmote, la circulation du sang est extrêmement lente, mais elle n'est pas complètement interrompue; et que l'examen de leur sang au retour du printemps ne donne presque point de parties séreuses. Ces connoissances préliminaires pourroient conduire à des découvertes bien importantes. Les montagnards de Vaudier ne passent pas dans nos villes avec leurs marmotes à amuser nos enfans, et ils ne cherchent de les attraper que pour les manger.

Je n'ai vu dans ces montagnes qu'une espèce de loir. C'est le (*Sciurus Glis Erxleben*). Il habite également les bois, les rochers et les maisons; c'est même ici qu'il se trouve plus communement. Ceux qui vont habiter le logis du Roi à la source Sainte Lucie en sont souvent effrayés pendant la nuit; ce petit quadrupède reste engourdi par le froid tout de même que la marmote. Dans l'ancienne Rome on étoit très-friand de sa chair, et on en nourrissoit dans des réservoirs. Les montagnards de Vaudier n'en entretiennent pas ; mais ils n'ont pas moins conservé le goût des Romains pour les loirs qu'ils mangent avec une très-grande avidité. Les peaux en sont tannées, et on en fait des fourrures.

Les lievres blanches qu'on trouve dans ces montagnes ne paroissent qu'une variété du lievre commun de nos plaines, produite par la différence du climat ; du moins leur couleur change en été, et s'approche de celle du lievre commun.

Oiseaux. Au bas de la vallée de Gesse, les oiseaux sont presque les mêmes que ceux de nos plaines, mais dès qu'on s'est bien enfoncé dans les montagnes, et aux environs des bains on en rencontre plusieurs de ceux des alpes. Nombre d'oiseaux de proie, les milans, les buses, les éperviers, les faucons y sont très-communs et on rencontre même l'aigle royal dans les montagnes de S. Jean, le Matto, la Stella et la Vallette. Les chasseurs aux chamois sont quelquefois assez hardis pour lui enlever les aiglons. Il seroit très-important d'ajouter aux soins de ces derniers pour la destruction de ces animaux, qui exercent ici un empire tirannique sur le gibier, qui sans ce fleau pourroit se multiplier à l'infini. Les faisans et les perdrix s'y trouvent cependant en assez grande quantité. L'oiseau qu'on appelle faisan, *lou fasan* dans la langue du pays, est le petit coq de bruyere, ou le petit tetras (*Tetrao Tetrix* de Linné). C'est surtout dans la montagne la Stella très-peuplée de sapin qu'on chasse les faisans, ou qu'on y tend des pièges lorsqu'ils sont encore petits; alors ils les nourrissent en cage et on les envoie ensuite dans les villes du Piémont. On a assuré que le petit coq de bruyere reste engourdi sous la neige pendant plusieurs mois d'hiver ; ce fait a paru aussi nouveau qu'étrange aux chasseurs de la vallée de Gesse. La grande espèce, ou le grand coq de bruyere (*Tetrao Urogallus*) ne paroît pas s'y trouver sur ces montagnes.

Les perdrix rouges y sont très-nombreuses, et on ne voit presque jamais les perdrix grises de nos plaines. On y trouve en revanche une espèce étrangère à nos campagnes, dite dans la langue du pays *Calabria,* et qui est le lagopede (*Tetrao Lagopus* de Linné).

Cette espèce est assez abondante. Mon but n'étant pas de donner l'ornithologie de cette vallée, je ne parlerai pas de nombre des oiseaux qu'on y rencontre souvent, quoique très-propres à attirer l'attention des savans. Peut-être je pourrai revenir quelque jour sur l'histoire naturelle de cette vallée, que je me propose d'étudier plus en détail dans la suite ; maintenant je ne rappellerai plus qu'une espèce de corbeau inconnue dans nos plaines, et qui est très-commune dans ces montagnes, et aux environs même des sources. C'est le choquard ou choucas des alpes (*Corvus Pyrrocorax* Lin.). Ces oiseaux dits *Cioje* par les habitans de la vallée vivent en société, et paroissent s'abreuver avec avidité des eaux sulphureuses.

Insectes. On n'attend pas certainement dans cet article beaucoup de richesses, et des observations bien nombreuses sur l'histoire naturelle des insectes de la vallée de Gesse. Ce n'est pas l'ouvrage d'un mois que de juger des insectes d'une vallée, et si dans les autres parties de l'histoire naturelle, dont les objets piquent la curiosité, ou excitent l'intérêt même des montagnards, on peut souvent se procurer des secours, il n'est guères permis de l'espérer par rapport aux insectes. Les recherches que nous avons faites nous-mêmes ne présenteroient en effet que fort peu de résultats propres à intéresser les amateurs de l'entomologie nationale. Il n'y a guères que la classe des coleoptères, qui nous eut fait connaître une espèce du genre des capricornes, que jusqu'à présent on n'a pas jugée indigène au Piémont. C'est le capricorne rosalie, on le *Cerambix al-*

pinus L. Ce joli insecte qu'on n'a encore trouvé ailleurs chez nous, doit être ici très-commun, car on a pu dans peu en ramasser plusieurs individus sans faire sur cet objet des recherches bien soignées. On en trouve également au milieu des rochers sur les bords du Gesse, où le Docteur Olivero l'a découvert la première fois, sur les murs des logis des bains, et sur les plantes des montagnes adjacentes. Il paroît même que c'est ici qu'il fait son séjour de préférence, où il se nourrit du bois des hêtres en pourriture. On nous a assuré qu'au bas de la vallée il est très-commun, et qu'il est connu par les habitans sous le nom vulgaire de *Poi de le serp*, pou des serpents, peut-être d'après la variété de ses couleurs. Dans la suite nous avons été plus heureux qu'on l'auroit espéré. M. le Comte Chiesa de Coni jeune et savant militaire, qui sçut joindre l'étude agréable de l'histoire naturelle à celle des armes, et qui chassoit en même temps que nous aux insectes de ces montagnes, s'engagea à nous fournir tout ce que ses recherches continuées depuis long-temps lui avoient présenté dans la classe des lepidoptères, et nous en envoya en effet une très-riche collection, à laquelle le célèbre Giorna a bien voulu ajouter tout ce qu'il possied d'originaire de cette vallée. Par ces secours nous pourrions aisement joindre ici un catalogue fort riche des insectes de la vallée de Gesse, mais nous devons nous borner aux suivans qu'on ne trouve guères dans nos plaines, et qui par-là peuvent paroître importants, ou piquer la curiosité des amateurs de la capitale.

Scarabæus sacer
        tiphæus
Cerambix Coriarius
        alpinus
Chrysomela fastuosa
        speciosa
Carabus auratus
Grillus stridulus
Sirex Gigas
        spectrum
Papilio eupheno
        phicomone
        lucilla
        cynara
        aglaja
        arsilache Ernst.
        fauna
        ætæa
        alexis
        mysis Ernst.
        pronoè
        pollux
        medusa
        ædippus
        blandina
        paniscus

Papilio betulæ
        cryseis
        hilas
        biton
        gordius
        telephii
        phocas
Sphinx pinastri
        œnothera
        sphegiformis
Phalena A. tau
        G. acathina
          cherophillata
        T. Irrorella
          pinetella
        N. derasa
          dominula
          marginata
          perspicillaris
          pyramidea
        B. OO
          aulica
          illicifolia
          plantaginis
          papiratia

On peut voir sur cette dernière, qu'on n'a pas toujours bien distinguée de la *lubricipeda*, les observations qu'on a insérées dans le I. vol. de la Société Linnéenne de Londres.

Fossiles. On peut juger par la nature même de ces montagnes, que j'ai eu soin de faire connoître, qu'il doit y avoir dans son sein des fossiles intéressans. On y trouve en effet des mines différentes, et même des filons assez riches. Il y en a qu'on exploite maintenant, et on en trouve d'autres qu'on exploitoit autrefois, qu'on abandonna ensuite, et qu'on pourroit peut-être cultiver encore avec succès, si l'exploitation y étoit exécutée avec intelligence, et l'entreprise soutenue par des forces suffisantes. M. le chevalier Nicolis de Robilant a déjà fait connoître une partie des richesses de cette vallée dans sa savante dissertation sur la minéralogie des états du Roi; et l'apperçu même que ce chimiste illustre en a donné suffit pour convaincre combien il seroit important d'étudier encore l'histoire minéralogique de ces montagnes; mais celle-ci ne peut pas être l'ouvrage d'un mois, et cette circonstance seule annonce que si je parle ici de cette partie de l'histoire naturelle de la vallée de Gesse, ce n'est que pour remplir le but qui a rapport à mon ouvrage, que pour multiplier les sources d'amusement aux savans qui auroient occasion de faire usage des bains sulphureux que j'analyse, et enfin que pour exciter les minéralogistes à l'étude de ces montagnes.

Or. On ne connoît pas à la vérité des mines d'or dans la vallée de Gesse, mais ce métal n'est pas moins le produit de quelques-unes d'entre les montagnes qui la bordent. C'est dans le sable du Gesse qu'on en trouve des paillettes, et cette rivière doit être ajoutée au catalogue des rivières aurifères des états du Roi en terre ferme, que M. le Comte Balbe nous a donné. Les habitans du pays ne s'occupent pas à la pêche de l'or ; mais on y voit quelquefois des Juifs de Coni, et de Mondovi, et les habitans de la vallée rappellent l'existence de ce métal par quelques morceaux d'une grosseur considérable que quelqu'un d'entr'eux en a trouvé. Il y a même du sable aurifère dans les montagnes ; mais je n'ai pu tirer aucun renseignement sur le lieu qui le fournit. On m'a apporté de ce sable, qui est un mélange de sable ferrugineux, et de fragments de roche, et après l'avoir bien lavé, et traité par l'acide muriatique ordinaire, et dessalé ensuite, j'ai pu aisement y découvrir l'existence de l'or par l'acide nitromuriatique, er l'ether sulphurique.

Argent. M. le chevalier de Robilant a décrit quelques mines de plomb, et de cuivre argentifères ; mais les naturels du pays en connoissent d'autres assez riches. Cependant il ne m'a pas été possible de me procurer des échantillons de ces mines, ni même des plus grands renseignements.

Cuivre. Le même chimiste a décrit les filons de pierre d'azur, et de crysocolle qu'on trouve aux environs d'Andon. Cette mine tient de l'argent au rapport de ce chimiste. Il est à croire qu'on en trouvera des plus riches dans cette vallée, et au-dessus des bains. Ce qui me porte à le croire, c'est qu'on trouve quelquefois ici dans les eaux, ou au milieu des pierres roulées du Gesse des morceaux de bleu de montagne cristallisé et très-pur. Un petit morceau qui m'a été fourni étoit un poliedre, et ne me donna à l'analyse que de

l'oxide de cuivre avec un peu de carbonate de chaux.
Il est à croire que ces morceaux sont enlevés par les
eaux de quelques filons existans dans les montagnes
supérieures, qu'il seroit important de découvrir.

Fer. On trouve deux minières de fer dans la vallée
de Gesse, dont l'une est exploitée maintenant tandis
que l'on a abandonné l'exploitation de l'autre. On assure cependant qu'on va l'exploiter de nouveau. Dans
les anciennes galeries de cette mine y coulent très-
abondamment des eaux saturées de carbonate de chaux
qui y forment des stalactites qui se cristallisent en spath
calcaire romboidal. Ces spaths qui se trouvent en très-
grande abondance sont ferrugineux. La mine qu'on exploite est une mine de fer ocracée et mamelonée, elle
est quelquefois cristallisée en cube. On la fond sans
addition de flux dans un fourneau placé aux pieds de
la montagne dite Lozet, et on envoie la gueuse à
Roccavillon pour la forger. Les travaux concernans ces
mines sont confiés à des étrangers. En remontant la
vallée on trouve aux pieds des montagnes bien des
rochers ferrugineux, ou des espèces d'hematites brunes
formées par la réunion de l'oxide de fer avec des pierres argilleuses. Nous avons observé la décomposition
de ces pierres par les eaux, et la vapeur sulphureuse
des sources, et nous avons trouvé que cette décomposition pourroit peut-être prêter quelques ressources
aux habitans de la vallée. L'oxide de fer est modifié
par le gaz hidrogène sulphuré, et devient d'une couleur rouge de cinabre très-foncée et très-agréable. On
peut le séparer aisement des matières terreuses par le

lavage, et le mettre en commerce. C'est un rouge d'Angleterre d'une très-grande pureté, et infiniment supérieur en beauté à celui qu'on nous envoie de ce pays. La quantité des eaux sulphureuses qui coulent des différentes sources de ces bains est très-grande, et comme on n'en fait aucun usage depuis la moitié de septembre jusqu'à juin, on pourroit aisement se procurer une quantité de ce rouge au delà de ce qui est nécessaire à la nation en formant des cavités dans lesquelles on placeroit de ces rochers ferrugineux, et on recevroit les eaux sulphureuses. Nous avons appris les détails de ce procédé à des montagnards, et ils nous ont assuré qu'ils alloient s'en occuper.

Plomb. On a exploité long-temps dans la vallée une mine de plomb dont les filons se trouvent dans la montagne dite Lozet. C'est une galene écailleuse que M. le chevalier de Robilant a très-bien décrite. Les filons placés dans des couches d'ardoise entrecoupées par des veines de spath, sont dirigés du Sud-Ouest au Nord-Est, et inclinés de quelques degrés vers le Sud-Est. C'est M. le comte d'Andon qui a fait jadis exploiter cette mine, dont l'entreprise a été abandonnée par ses successeurs ; cependant on trouve bien des indices qui annoncent du succès si on vouloit en recommencer l'exploitation. On parle beaucoup en ce moment dans la vallée d'une mine de plomb qu'on a découvert cette année ; mais je n'en rappellerai ici l'existence qu'avec toute la réserve qu'exige la nature même de la mine, et l'intérêt qu'on y attache. Si l'on pouvoit garantir l'exactitude de la description et des caractères, que les montagnards, d'ailleurs assez instruits dans cette partie, y ont reconnus, cette mine n'intéresseroit pas moins le Gouvernement que les Minéralogistes. C'est une mine de plomb natif. Il suffit, dit-on, de la fondre dans un pot de terre pour la débarrasser de quelques parties terreuses qui lient les grains de plomb, et les filons en sont très-riches. J'ai cherché à visiter cette mine; et lors de mon arrivée aux bains on m'avoit flatté de m'y conduire; mais j'ai déjà remarqué qu'on est bien loin de trouver ici cette franchise de caractère qu'on s'attend des montagnards: bientôt on a craint que j'allois m'emparer de cette mine, ou la dénoncer au Gouvernement, et on m'a refusé non seulement l'examen des filons, mais des échantillons même de la mine que je leur demandois en dernière ressource. Cependant des montagnards qui ne sont pas intéressés à cette découverte, m'ont appris que cette mine doit se trouver dans la montagne la Mera, et c'est là vraisemblablement que doivent diriger leurs recherches ceux qui, en étudiant les fossiles de cette vallée, voudroient s'intéresser à constater cette découverte importante. Il est possible même qu'on trouve dans cette montagne du mercure natif; du moins les habitans de la vallée en soupçonnent l'existence d'après un accident qui en fournit à l'un d'entre eux quelques bouteilles en 1772.

Marbre. En parlant des fossiles de cette vallée je ne dois pas oublier les célèbres carrières de marbre qu'on y exploite depuis long tems pour compte du Roi, et qui est très-connu sous le nom de *Bardiglio de Vaudier*. J'ai déjà remarqué que c'est dans la montagne dite des Alpes que sont placées ces carrières. Les couches dirigées de l'Est à l'Ouest sont inclinées vers le S. E., et tombent avec une inclinaison d'environ 30 degrés vers le Nord. On distingue trois espèces différentes de marbre, dont deux ne paroissent cependant qu'une variété l'une de l'autre. La première est de marbre blanc, laiteux, et assez dur. Sa cassure est grenue et luisante; on ne sauroit mieux la comparer qu'au sucre en pain. Cent parties de ce marbre en contiennent de

Gaz acide carbonique	. . .	0,30.
Chaux	. . . . . .	0,64.
Silice	. . . . . .	0,02.
Alumine	. . . . .	0,03.

On trouve même du fer dans quelques morceaux. Ce marbre reçoit un très-beau poli, et il est très-propre aux ouvrages de sculpture. Cependant l'exploitation de cette carrière a été abandonnée parce qu'on ne peut guères en tirer des pièces suffisantes pour des grands ouvrages, d'autant plus encore que la plus grande partie des pièces sont parsemées de veines bleuâtres. L'autre forme deux variétés différentes, dont l'une est de couleur cendrée tachetée de blanc, l'autre couleur de cendre obscure. C'est de cette dernière variété qu'on exploite le plus, et on en tire des pièces d'une grandeur énorme. Ces deux variétés que l'on connoit sous le nom de *Bardiglio di Valdieri* ne diffèrent entr'elles que par la quantité de fer qu'elles contiennent, et qui y est assez abondant. On y trouve même par l'analyse quelques traces de manganèse, et c'est peut-être à ces substances métalliques que ce marbre doit sa couleur, et les différences qui le distinguent du marbre blanc. On doit rapporter au Bardiglio de Valdieri la pesanteur spécifique de 27132 à 10000 que M. Brisson assigna au Bardiglio de Carrare dans son ouvrage de la pesanteur spécifique des corps (N. 570) puisqu'on sait qu'il opéra sur un morceau de Bardiglio de Vaudier, que l'abbé Nollet avoit porté de Turin à Paris. Les carrières de marbre de Vaudier sont presque les seules qu'on exploite maintenant en Piémont; mais il est à regretter que des richesses telles que les mines de fer, et les carrières de marbre qui pourroient prêter bien des ressources aux habitans de la vallée de Gesse, ne soient travaillées que par des étrangers. Les habitans de Vaudier ne touchent à ces marbres que pour les réduire en chaux.

Les pierres roulées par le Gesse sont presque toutes argilleuses; elles sont tantôt micacées, tantôt mêlées de talc, et presque toutes ferrugineuses. On y trouve cependant quelques morceaux de feldspath, et de fluaté de chaux surtout au delà de la montagne de S. Jean en suivant le cours de la rivière vers le bassin de Valasco.

En examinant à la loupe le sable de la rivière on y remarque des morceaux bien distingués de cristal de roche et de quartz cristallisé. On en a en effet trouvé quelques pièces dans les montagnes. Toute la vallée de Gesse n'offre pas la moindre trace de productions volcaniques ; cependant il y a des gens qui ont jugé de l'existence d'une espèce de volcan dans la montagne de S. Jean. Ce qui a donné lieu à ce soupçon, est une cavité qu'on remarque presqu'au centre de sa face du côté des bains, et dont des bergers assurent qu'on voit quelquefois sortir de la fumée, ou plutôt des vapeurs s'élever dans l'atmosphère ; on doit ajouter à cette circonstance que de cette cavité partent deux bandes blanchâtres, qui se prolongent jusqu'à la base de la montagne. On a jugé de cette dernière circonstance que ces deux bandes sont formées par de la lave. Cependant en les examinant de près on en est bientôt détrompé, et on ne trouve qu'une efflorescence calcaire, et l'observation même de quelques montagnards, qui déposent en faveur de cette fumée, est contestée par la plus grande partie d'entr'eux. Ainsi je crois, qu'il faut ranger cette présomption au nombre des reveries, qu'on a si bien multipliées sur les volcans.

CHAPITRE II.

DU CLIMAT DES BAINS DE VAUDIER

§. I.

De la pesanteur de l'air, et de l'hauteur des bains.

On vient de voir par le Chapitre précédent que les bains de Vaudier quoique placés dans la vallée, et aux pieds des montagnes doivent cependant se trouver à une hauteur assez considérable au-dessus de nos plaines, puisqu'on n'y parvient qu'en remontant sans cesse la vallée depuis le bourg S. Dalmas jusqu'aux pieds de la montagne le Matto. La plus grande élévation du Mercure dans le baromètre a été de 24 pouces et 3 lignes; ce fut le 4 août à 7 heures du soir, et nous étions menacés d'un orage, qui eut lieu bientôt; le plus grand abaissement a été de 23 pouces et 8 lignes, et cet abaissement eut lieu à la même heure le 30 juillet, pendant que nous essayons également un orage horrible avec de la grêle. Il est bien remarquable que ces deux extrèmes ayent été également marqués par un orage, et qu'une même cause ait produit des effets si opposés; mais on sait que le mercure dans le baromètre s'élève et s'abaisse également en temps de pluie. La suite des observations baromètriques que j'ai faites au nombre de 60 donne l'élévation du mercure à 24 pouces et deux lignes, et cette hauteur est constante. Les observations que faisoit en même temps, et à la même heure à Turin M. l'abbé Vassalli, et les observateurs de l'Académie R. des Sciences avec des baromètres que nous avons eu soin auparavant de comparer donnent pour la plus grande élévation du Mercure à Turin pendant mon séjour aux bains 27 pouces, 5 lignes $^8/_{10}$, et le plus grand abaissement a été de 27 2 6. En prenant le terme moyen des observations barométriques faites à Turin elles donnent 27 pouces 4 $^1/_3$ lig. On pourra bientôt évaluer ces observations d'après le rapport de la température de ces lieux que j'ai eu soin de suivre avec bien de l'exactitude.

§. II.

Température.

Par ce que j'ai dit sur l'agriculture on peut juger que la température de ce climat doit être fort douce lors même que nous essayons à Turin la plus grande rigueur de la saison. En effet le thermomètre ne marqua jamais une plus grande chaleur que de 1 degrés, et la moindre chaleur n'alla jamais au s de 10 à la graduation de Reaumur. Ce ne core qu'une fois que le thermomètre a marqué grés, et deux fois qu'il en a marqué 10. La ordinaire est entre 11 et 14, et le terme de 60 observations donne précisément 12 de l est bon de remarquer que toute la suite de

ces observations date des 27 juillet aux 17 août, et
si l'on pouvoit se rapporter à celles que l'on dit avoir
faites sur le lieu depuis quelques années quoique avec
beaucoup d'interruption, et des instruments, qui ne
sont pas de la dernière exactitude, il paroît que cette
même température est presque constante depuis le commencement de juin lors de l'ouverture des bains jusqu'au commencement de septembre. C'est aussi le jugement qu'en portent ceux qui fréquentent ces bains
depuis quelques années. Cependant des observations
plus exactes rappellent une température moindre de
celle que j'ai eu lieu d'observer. Ces observations se
trouvent consignées dans l'excellent discours de M. le
comte Somis sur l'événement de Bergemolet. Ce médecin illustre qui étoit aux bains de Vaudier avec le
Roi Charles-Emmanuel III en 1755 sur la fin de juillet a observé que le thermomètre ne marquoit que 5
degrés au-dessus de 0; mais il est bon de remarquer
que ce fut à l'occasion d'un orage, et je ne crois pas
cependant que même dans de pareilles occasions ces
accidens soient fréquents, et les habitans du pays n'en
rappellent en effet que deux autres du mois d'août qui
leur porterent de la neige. La plus grande chaleur qu'ait
marqué le thermomètre à Turin par les observations
correspondantes de l'Académie R. des Sciences, et
par celles de M. l'abbé Vassalli est de 22 degrés, et
la moindre de 14. Le terme moyen de ces observations donne 19 degrés. On peut ainsi juger du rapport
entre la température des bains de Vaudier, et de la
ville de Turin, et en appliquant le résultat de ces

derniers aux observations barométriques on pourra également évaluer l'élévation des bains de Vaudier au-dessus de la Ville de Turin, et le rapport de ce lieu au-dessus du niveau de la mer. Les différences dépendantes de la dilatation du mercure par le calorique, évaluées d'après la méthode de De Luc, donnent $^9/_{16}$ sur les observations faites aux bains, et $^{11}/_{16}$ sur les observations correspondantes de Turin, et le parallele donne une différence de $^9/_{16}$ qui répond à la moitié d'une ligne environ, et que l'on peut très-bien compenser par la derniere fraction que donnent les observations de l'Académie Royale des Sciences et de Mr. l'Abbé Vassalli à Turin. La hauteur de cette derniere ville se trouve exactement établie par les observations de Mr. le Comte Morozzo à tois. 111. 2. 6. $^1/_2$, et on doit s'y rapporter avec d'autant plus de confiance que ce point est à-peu-près le terme moyen entre les hauteurs qu'ont assigné à cette ville différents Physiciens. Il ne reste donc que 3. 2. $+$ 12. $^1/_2$ ou 38. $+$ 12. 3. qui donnent pour la hauteur des bains au-dessus du niveau de Turin 475. toises, et 586. 2. 6. $^1/_2$ au-dessus du niveau de la mer.

§. III.

Humidité, et sécheresse.

On vient de voir que les bains de Vaudier sont placés dans un lieu élévé dominé par trois grandes ouvertures, aux pieds des montagnes très-hautes et presque arides, et que la température y est assez modérée. On s'attend certainement d'après ces circonstances à une atmosphère très-peu chargée d'humidité; cependant en n'en jugeant que d'après les résultats que fourniroient les observations igrométriques que l'on feroit aux logis mêmes des bains, on seroit étonné de trouver que cette conséquence par elle-même exacte est détruite par les résultats constans des observations de tout instant. Ce lieu ne peut se prêter aux observations exactes et minutieuses qu'un Physicien voudroit faire en ce genre; et si l'on veut se représenter une étendue de rochers tout coulants d'eaux dont la chaleur s'approche du degré de l'eau bouillante, où il se fait sans cesse une évaporation très-forte; si l'on veut se rappeller la position physique du lieu qui présente une vallée fermée par une très-haute montagne et à laquelle aboutissent deux grandes ouvertures opposées, que les vents qui passent de ces ouvertures, dirigent leur cours vers le logis même des bains, on en pourra aisement déviner la raison. Le soir même de mon arrivée aux bains j'ai placé un igrometre dans une chambre, et j'ai été étonné, en l'observant, à l'occasion d'un vent très-sec, marquer presque le dernier terme d'humidité. C'est que toutes les fois que soufflent les vents de sud à l'ouest, c'est-à-dire ceux qui viennent des deux ouvertures ci-dessus mentionnées, les vapeurs qui émanent sans cesse des sources sulphureuses, sont emportées par ces mêmes vents contre les logis des bains qui placés au milieu de cette vallée très-étroite en occupent presque les deux tiers de la largeur. Cependant si on renonce à la précision que le Physicien souhaite dans ce genre de recherches, on peut à chaque instant observer les changements igrométriques qui surviennent dans l'atmosphere des environs des bains, et ce qui fournit ce moyen d'observer, ce sont les vapeurs qui s'élevent très-abondamment et sans cesse des sources sulphureuses. On sait que la dissolution des vapeurs dans l'air atmosphérique se fait d'autant plus promptement que l'air environnant est moins chargé d'humidité et conséquemment plus disposé à s'en charger, et vice-versa que ces vapeurs sont d'autant plus sensibles qu'ils se dissolvent plus lentement dans l'atmosphère. En se rapportant à des observations de ce genre qui peut-être décident assez lorsqu'il ne s'agit que de juger en général de l'humidité et de la sécheresse d'un climat, on peut établir d'une maniere positive que l'atmosphere des environs des bains de Vaudier est constamment très-peu chargée d'humidité, puisque les vapeurs qui émanent des sources sulphureuses, quoique très-abondants, ne sont guere visibles qu'après des pluies. Les brouillards en effet viennent très-rarement occuper le fond de la vallée, quoiqu'il soit très-commun de voir des nuages au haut des montagnes qui les bordent. On ne doit cependant pas juger d'après cette derniere circonstance que la position de ces bains doive être fort orageuse. Nous avons bien essayé quelques orages pendant mon séjour aux bains de Vaudier, mais en comparant le nombre de ceux que nous avons essayé aux bains avec ceux qu'on essaya dans nos plaines, on a trouvé que le nombre de ces derniers étoit considérablement plus grand, et que les orages ont étés aux bains d'une beaucoup moindre durée. On doit sans doute ces avantages à la position des montagnes mêmes qui les bordent, et à la direction des vents qui y soufflent ordinairement.

§. IV.

Des vents dominants.

Pour juger très-exactement de la nature de ces derniers j'ai placé une banderole de la derniere sensibilité construite par Mr. Morlachi, Artiste très-exact, sur le logis même des bains. Cette banderole est un trépied de fil de cuivre, ayant deux cercles dans lesquels on introduit un tuyau de verre portant à une de ses extrémités une lame métallique très-mince, et dont la pésanteur est balancée en arriere par un petit cilindre métallique formé par la lame même de cuivre repliée sur elle-même et remplie de plomb. A l'extrémité opposée qui met sur une tablette sur laquelle on a collé une carte des vents, on assujettit une pointe d'acier trempé qu'on fait tourner sur un pivot aussi d'acier placé au centre de la carte; au moyen de cette même pointe et avec un peu de cire d'Espagne on assujettit au fond du même tuyau de verre une sphere qui marque sur la carte les moindres mouvements de la banderole qu'on a soin de mettre exactement à l'horison auparavant au moyen d'une boussole. En opérant avec un instrument de cette sensibilité on n'a guere pu suivre les différents changements marqués par la banderole presque sans cesse en mouvement, mais, si l'on peut juger d'après 60 observations faites en différents temps, le résultat de celles-ci nous a appris que le vent le plus dominant est le Sud quart à l'Ouest. L'Ouest y souffle assez souvent, aussi bien que l'Est, mais les montagnes du Matto et de la Mera mettent ce lieu complétement à l'abri du Nord.

CHAPITRE III.

DE L'ÉLECTRICITÉ ATMOSPHÉRIQUE DES BAINS DE VAUDIER, ET DE LA PRETENDUE INFLUENCE DE L'ÉLECTRICITÉ SUR LA TEMPÉRATURE DES SOURCES THERMALES SULPHUREUSES.

§. I.

De l'utilité des recherches électriques.

Le fluide électrique est très-actif, il existe dans l'atmosphere et il doit jouer certainement quelque rôle dans les phénomenes qu'on observe dans cet espace immense , et il doit encore contribuer à l'influence de l'atmosphere sur les êtres animés. Il seroit par cela seul assez important de connoître l'électricité atmosphérique d'un climat qu'on examine ; mais on a trouvé dans ces derniers temps que les fluides qui s'évaporent , donnent constamment des indices d'électricité ; on a remarqué que cette électricité qui est constamment en moins dans des vaisseaux clos , est tantôt en plus , tantôt en moins, lorsque l'évaporation se fait à l'air libre *, et d'après ces découvertes l'atmosphere d'un climat où l'évaporation est très-grande , doit être

* *Voyez dans le Journal de Physique Alemand de Mr. Gren un mémoire de Mr. Becmann sur l'électrometre de Bennet. Année 1790 premiere partie.*

constamment fort électrique. Telle seroit d'après ces principes l'atmosphere des bains de Vaudier, où l'on trouve une grande étendue de rochers coulants d'eau chaude, ou bien les liquides sulphureux doivent former une exception aux principes établis. On n'est guère tenté d'adopter cette derniere conséquence, lorsqu'on sait qu'au nombre des hypotheses étranges qu'on a forgées sur la cause du calorique libre qu'on trouve dans les eaux sulphureuses thermales, des Chimistes même habiles n'ont pas manqué d'y ajouter une hypothese nouvelle qui dérive de ce fluide l'origine de leur calorique. Cette hypothese est fondée sur ce que l'on prétend avoir observé que la quantité de calorique libre des eaux thermales sulphureuses est d'autant plus grande que l'électricité atmosphérique est plus sensible et viceversa. On n'a pas à la vérité décidé, si l'électricité atmosphérique doit être en plus ou en moins pour produire cet effet, ou bien s'il est produit également par l'électricité positive et négative. Mais quelque soit la nature ou l'état de déplacement dans lequel se trouve le fluide électrique, s'il existe en effet, puisque l'action de ce fluide est démontrée, il doit exercer certainement quelque influence sur les êtres animés, qui doivent végéter dans cet air et le respirer, et il seroit de la dernière importance de vérifier l'existence de ce fluide, lors même que ces recherches ne feroient partie de l'histoire physique d'un climat.

§. II.

De l'électricité des sources sulphureuses.

Nous avons d'abord essayé de constater la production ou le devéloppement du fluide électrique par l'évaporation des eaux sulphureuses. Nous avons placé un électrometre des plus sensibles au dessus des sources, et à cet effet nous avons choisi l'électrometre à bandes d'or de Mr. l'Abbé Vassalli dont on trouve une déscription détaillée dans le Vol. V. des Mémoires de l'Académie Royale des Sciences. Nous avons appliqué à cet électrometre une pointe métallique courbée, dont l'extrémité est entourée d'une petite chopine aussi métallique, destinée à recueillir et à condenser les vapeurs, et au centre de laquelle est placée la pointe pour attirer le fluide. Mais en plaçant cet électrometre dans la cavité même d'où jaillissent les sources sulphureuses, nous avons été fâchés de ne pas découvrir la moindre indication d'électricité d'aucune sorte. Cette expérience répétée bien de fois par Mr. le Docteur Olivero et à différentes heures du jour, a donné constamment le même résultat. Nous n'avons non plus trouvé aucun indice d'électricité en adaptant à l'électrometre une longue pointe métallique et en plaçant même à son extrémité une petite flamme à la façon de Mr. Volta; la même chose arriva encore constamment en approchant l'électrometre là-même où l'eau sulphureuse tombe des rochers, quoique on sache, d'après les expériences de Mr. Tralles, constatées par

lé célèbre Volta, qu'il se produit de l'électricité par
la chûte de l'eau en général.

§. III.

De l'électricité atmosphérique.

Après avoir en vain cherché l'électricité des sources
sulphureuses nous avons élevé en l'air et au-dessus
même des sources un très-haut conducteur avec une
petite bougie allumée. Ce conducteur étoit joint à l'é-
lectrometre, et ce dernier étoit placé sur le gâteau
d'un électrophore pour y condenser de cette maniere
le fluide ; cet appareil ne nous donnoit à l'ordinaire
des indices d'électricité d'aucune sorte, mais nous avons
observé quelquefois des traces d'électricité, et elle étoit
le plus souvent positive. Une fois seulement nous avons
trouvé une électricité très-grande ; elle opéroit alors
une divergence totale des bandes d'or de l'électrometre de Vassalli, ce qui nous engagea à en mesurer les
dégrès par l'électrometre à paillettes de Mr. Volta, assez moins sensible, car dix dégrès de l'électrometre du
premier Physicien répondent à un dégré de ce dernier.
L'électrometre à paillettes marquoit quatre dégrès et
l'électricité étoit négative. Nous avons choisi alors cette
occasion d'une électricité atmosphérique assez forte pour
comparer la température des sources à celle que nous
avions plusieurs fois déterminée auparavant, mais on a
été étonné encore de ne pas y observer l'augmentation
annoncée dans la température. On sait que l'électricité

58

atmosphérique, lorsque le ciel est serein, est ordinairement en plus; mais lorsque nous avons fait ces expériences, le ciel étoit fort orageux et des nuages
couvroient le sommet de la montagne même du Matto
aux pieds de laquelle nous faisions nos expériences, et
celui de la montagne de St. Jean. Ces nuages etoient
apparemment électriques en plus, et c'est à l'atmosphere électrique en plus de ceux-ci que l'on doit l'é-
lectricité négative que nous avons observé. Telles paroissent du moins les conséquenees qu'on peut déduire
de ce phénomene, d'après les expériences lumineuses
du R. Pere Beccaria et de Milord Mahon, puisqu'il
est constaté par leurs recherches que l'électricité en
plus des nuages électrise en moins les corps environ-
nants. Mr. le Docteur Olivero alla ensuite essayer l'é-
lectricité atmosphérique aux pieds de la montagne de
St. Jean, à 400 pas au moins des sources, il observa
la même électricité, et l'électrometre en marqua précisement le même degré. Nous passâmes bientôt à
faire les mêmes expériences au long de la vallée, jusqu'aux pieds de la montagne la Mera, et nous avons
trouvé constamment le même degré d'électricité qui
étoit également négative. On peut concevoir par ces
observations dernieres combien devoit être étendue l'atmosphere des nuages qui électrisoient négativement une
pareille surface, et il est à croire que nous aurions
trouvé encore la même électricité bien loin de là, si
la crainte de l'orage qui menaçoit, ne nous eût pas
obligé de nous retirer. On peut concevoir encore combien on se tromperoit, si l'on jugeoit que l'influence

de l'électricité atmosphérique lors d'un orage ne puisse être dangereuse que dans les lieux fort approchés de ceux où il se fait l'explosion. Les observations dont nous venons de rendre compte, démontrent, si je ne me trompe pas, qu'on pourroit être en danger et même tué par contre-coup, quoique placé à une très-grande distance du lieu où il se fait l'explosion du tonnerre ; car étant plongés dans l'atmosphere positive d'un nuage étendu, nous devons être électrisés négativement, et c'est d'ici que viennent avec toute vraisemblance les sensations que l'on essaye à l'occasion des orages. Ainsi, en supposant même l'explosion du côté opposé du nuage, l'atmosphere manquant tout-à-coup, et le fluide électrique déplacé venant s'équilibrer avec violence sur nous, il peut même nous tuer, s'il se trouve en quantité suffisante. D'après les observations que je viens de rapporter, il est encore évident que l'électricité que nous avons observée cette fois ici au-dessus des sources sulphureuses, est moins de l'électricité fournie par l'évaporation de ces eaux, que de l'électricité atmosphérique produite par les nuages supérieurs, et il paroit encore que lors même que l'électricité que l'on suppose produire le calorique des eaux sulphureuses thermales, ne devroit être sensible, cette hypothese est encore bien éloignée de toute vraisemblance, puisqu'à l'occasion même d'une assez grande électricité atmosphérique la température des sources n'en est pas augmentée.

§. IV.

De l'électricité atmosphérique à la surface des eaux du Gesse, et de l'électricité des chûtes d'eau.

Pour achever l'examen de l'électricité atmosphérique que nous avons découvert alors, on alla encore l'examiner à la surface du Gesse, et les expériences que nous avons faites ici, nous ont donné des résultats fort singuliers. Les eaux du Gesse tombent avec une rapidité fort grande, et de très-gros rochers amoncelés çà et là dans la riviere produisent des chûtes d'eau assez considérables. C'est dans ces chûtes également que sur la surface du Gesse que nous avons examiné l'électricité atmosphérique à l'occasion du même orage et à l'occasion des marques d'électricité atmosphérique négative en grande quantité dont j'ai parlé dans le paragraphe précédent.

Les Physiciens ont trouvé que l'électricité que donnent les chûtes d'eau, est négative. Il y a déjà quelques années que Mr. Tralles Professeur de Physique à Berne annonça dans un ouvrage Allemand que l'espece de brouillard qu'on remarque dans les chûtes d'eau, donne des indices bien marqués d'électricité en moins que ce Physicien croyoit être produite par le frottement réciproque de l'eau contre l'air. Le célebre Volta examina ensuite ce phénomene électrique, et il en a traité fort en détail dans la septieme de ses Lettres sur la Météorologie qu'il imprima dans la Bibliotheque Physique d'Europe en 1789. Ce Physicien illustre juge que l'électricité des chûtes d'eau vient de l'évaporation qui se fait à cette occasion, et son hypothese est appuyée sur des observations sur la pluie, par lesquelles il est constaté que cette derniere est presque toujours électrique en moins, et par d'autres sur les nuages orageux qui fournissent aussi très-souvent de l'électricité négative. Je n'aime pas d'examiner ici ces hypotheses, dont celle du dernier Physicien est très-ingénieuse. Mais en examinant l'électricité de la pluie je l'ai trouvée tantôt en plus, tantôt en moins, et tantôt aussi j'ai trouvé que la pluie ne donne pas le moindre indice d'électricité à l'électrometre le plus sensible, ce que Mr. l'Abbé Vassalli a très-bien expliqué dans ses Theses de Philosophie. Aussi a-t-on remarqué au commencement de cet article que l'électricité des vapeurs de l'eau à l'air libre est tantôt en plus, tantôt en moins. Par celà seul il me paroit que la base sur laquelle elle porte, n'est pas assez solide, et en mon particulier je suis d'autant plus porté à en douter que je suis persuadé, comme on a pu le voir ci-devant, que pour électriser en moins les nuages orageux il est nécessaire le concours de l'atmosphere et celui d'autres nuages électrisés positivement. En me bornant donc aux faits, c'est-à-dire à l'électricité de la chûte des eaux, quelque soit la cause qui la produit, je remarquerai qu'à l'occasion même des circonstances que j'ai décrites dans le paragraphe précédent, et constamment dans d'autres circonstances bien différentes l'électrometre à paillettes de Mr. Volta, porté à la surface du Gesse et à l'approche des chûtes d'eau, au moyen d'un très-long conducteur de l'appareil électrique en bâton portatif, imaginé par le même Physicien, donna de l'électricité qui étoit constamment positive. Ce résultat est directement opposé à ceux qui dérivent des expériences de MMrs. Tralles et Volta, mais il n'est pas moins exact, car nous avons pu l'observer bien de fois, et le Docteur Olivero en particulier l'a suivi avec toute la circonspection qu'exigeoit un fait qui alloit en choquer d'autres établis par des Physiciens du premier rang.

Je voudrois bien azarder ici quelques idées sur ce phénomene, mais je dois craindre de surpasser les bornes qui doivent être prescrites à un ouvrage, dont le but est assez différent, et je me bornerai à rappeller que quoique on sache d'après l'expérience que les vapeurs enlevent l'électricité aux corps dont ils s'élevent, les vapeurs des eaux sulphureuses donnoient à la même occasion de l'électricité négative, si cependant ce n'étoit pas de l'électricité atmosphérique celle que nous avons remarqué alors au-dessus des eaux sulphureuses, et celà étant, les vapeurs des eaux sulphureuses n'auroient donné de l'électricité d'aucune sorte. D'où venoit donc l'électricité positive que nous avons remarqué à la surface du Gesse et dans la chûte de ses eaux ? Seroit-ce que l'électricité des chûtes d'eau est constamment positive, ou seroit-elle tantôt en plus, tantôt en moins, et les Physiciens qui ont établi que l'électricité de ces chûtes est en moins, ne l'auroient-il pas assez bien examinée ? On peut le croire avec fondement d'après ce que j'ai rapporté ci-dessus des observations de Mr. Becmann. Mais enfin elle aura été fournie par des nuages électriques en plus et réunis à une serie de vapeurs fournis par les chûtes d'eau. On remarquera ci-après, lorsque je parlerai de la nature chimique des eaux du Gesse, que ces eaux sont très-chargées d'oxigène. Je ne sais guere si les eaux des rivieres des montagnes soient toutes également surchargées de ce principe, ou si ce seroit à ce principe qu'est due la différence d'électricité des eaux de Gesse. On verra encore que sur la surface du Gesse l'air atmosphérique étoit bien plus chargée d'air vital. Sans doute que la lumiere en dégage de ces eaux, comme on le verra ci-après, et peut-être se produit-il de l'électricité positive lors de la combinaison du calorique avec l'oxigene et le developpement de l'air vital, et peut-être encore l'oxigene et la lumiere produisent-ils le fluide électrique.

§. V.

Conclusion sur l'électricité atmosphérique des bains de Vaudier.

En résumant maintenant ce que nous venons de marquer sur l'électricité atmosphérique des bains de Vaudier, et surtout ce qui a plus directement rapport à la nature du climat, on voit que l'electrometre marque rarement ici de l'électricité sensible, lorsque le ciel est serein, que si l'on observe quelquefois des traces d'électricité dans cette circonstance de temps, elle est le plus souvent en plus qu'en moins, et que si l'on trouve quelquefois de l'électricité négative en grande quantité, elle est fournie par les nuages orageux qui bordent les sommités des montagnes. Mais on a vu que les orages ne sont pas ici plus fréquents que dans nos plaines, que les brouillards ne s'abaissent que très-rarement jusque dans la vallée, que l'évaporation des eaux sulphureuses ne donne aucune trace d'électricité, et on peut par-là juger du rapport entre l'électricité atmosphérique dominante dans ce climat avec celui de nos plaines du Piémont.

CHAPITRE IV.

DE LA CONSTITUTION CHIMIQUE, ET MEDICALE DES BAINS DE VAUDIER.

§. I.

Notions préliminaires sur l'Eudiométrie, et de l'importance des observations eudiométriques.

On est parvenu dernièrement jusqu'a décomposer l'air commun, et à y reconnoître par l'analyse des principes plus simples dont il est composé. Ces principes qu'on n'a pu décomposer jusqu'à présent sont l'oxigène, et l'azote, et ils se trouvent dans l'air commun combinés avec le calorique qui les tient à l'etat aeriforme. L'expérience a démontré que le dernier n'est nullement propre à la respiration des animaux, ni à la combustion des corps. L'air vital au contraire celui qui a pour base l'oxigène est éminemment respirable, et c'est à la présence de cet air dans celui de l'atmosphère que l'on doit la proprieté qu'a ce fluide de servir à l'entretien de la vie animale. D'après ces principes l'air commun est d'autant plus propre à la respiration, et en général à l'économie animale, qu'il est plus chargé d'oxigène; il suit que plus il est chargé de ce principe plus il est salubre, et viceversa qu'il l'est d'autant moins que dans sa constitution il se trouve une plus grande quantité de gaz azote, et en général des autres gaz, qui ne sont pas propres à la respiration animale. C'est à la Chimie moderne que l'on doit également ces connoissances, et la découverte des méthodes d'évaluer au juste la proportion dans laquelle se trouvent ces gaz dans l'air que l'on souhaite d'examiner, et dont on veut en conséquence juger de la salubrité. Ne dissimulons pas cependant qu'il existe quelquefois dans l'air des substances étrangères, qui forment ce qu'on appelle *miasme* en Médecine, et sur la connoissance de ceux-ci il faut avouer que nous ne sommes pas plus avancés que les anciens. Ce vide dans l'Eudiométrie, car c'est ainsi que l'on a appellé la science qui traite de l'analyse de l'air, a fait que bien de Physiciens ont jugé de l'inutilité de toute recherche en ce genre. Mais ces Physiciens se trompent. Toujours est-il certain qu'une plus grande quantité d'air vital dans l'air atmosphérique lui donne une plus grande proprieté respirable; que dans les animaux qui le respirent, il dégage et met en état de liberté une plus grande quantité de calorique, qu'il augmente par là sensiblement la chaleur dans les animaux, l'activité de leurs organes, l'energie de leurs fonctions, et qu'il ranime en un mot les forces vitales. Ainsi s'il est vrai que la connoissance de l'air que l'on doit respirer exige d'être considérée par le Médecin, le jugement de ces Physiciens ne peut être fondé, et les circonstances que je viens de rappeller quoique très-propres à mettre des bornes aux conséquences peut-être trop générales qu'on a déduites des nouvelles lumières que la Chimie a répandues, ne doivent que nous apprendre à douter des conséquences générales, et à savoir qu'en jugeant de l'air atmosphérique dont on examine la salubrité il faut en juger d'après son analyse chimique, ou l'eudiométrie, et en juger en même temps d'après les connoissances que nous avons sur les émanations étrangères qui pourroient altérer sa constitution médicale, ou ce qui est le même de ce qu'on appelle *miasme*. D'après ces considérations on avouvera aisement, je crois, que l'Eudiomètre doit occuper un rang distingué parmi les instrumens météorologiques, parmi lesquels l'à déjà placé depuis long-temps le célèbre de Saussure. Mais il est à remarquer encore avec ce Physicien que les recherches eudiométriques ne doivent pas se borner à évaluer la proportion de l'air vital d'avec les gaz qu'on trouve dans l'air atmosphérique, et qui ne sont pas respirables. J'ai annoncé ci-dessus qu'il ne se trouve dans la composition de l'air commun que de l'oxigène et de l'azote à l'état aériforme ; ces principes se trouvent constamment ; mais il arrive encore qu'il se trouve dans l'air commun du gaz acide carbonique, et l'on pourra peut-être y rencontrer aussi du gaz hydrogène. Il faut chercher avec soin ces gaz, et les évaluer avec toute la précision qui est possible. Ensuite pour décider avec fondement de la constitution atmosphérique d'un lieu, toujours sera-t-il avantageux de le comparer avec celui d'un autre, et c'est d'après ce principe qu'en examinant l'air atmosphérique des bains de Vaudier je l'ai comparé à celui de Turin pris en différents lieux de la ville. Mais avant que de rendre compte des expériences qui doivent établir le rapport entre la salubrité de l'air de cette ville avec celui des bains de Vaudier, je dois faire connoître les Eudiomètres connus, et celui par lequel j'ai tâché de l'évaluer.

§. II.

Observations sur les Eudiomètres connus.

On vient de voir que dans l'air commun il n'y à que l'air vital qui soit propre à la respiration des animaux, et à la combustion des corps. Dans ces operations l'air vital se separe du gaz azote, il est décomposé, le calorique qui tenoit l'oxigène à l'etat aeriforme devient libre, et l'oxigène est absorbé par l'animal qui respire, ou le corps qui brule. Le residu n'est que le gaz azote, et ce qui manque au volume total de l'air emplojé indique la quantité d'air vital. C'est sur ces principes que sont fondés tous les Eudiometres connus, et c'est par ces moyens uniquement que l'on parvient à l'analyse de l'air commun. Mais un Eudiometre quelconque ne peut donner des resultats exacts s'il ne determine pas 1° completement, et d'une manière aisée l'absorption de l'oxigène, 2° il faut encore qu'en absorbant l'oxigène il ne puisse rien absorber du gaz azote, du gaz acide carbonique, et du gaz hydrogène qu'on peut trouver dans l'air. 3° Ensuite il faut que l'animal par la respiration, ou le combustible par la combustion, en absorbant l'oxigène ne puisse rien ajouter d'étranger au résidu. La respiration des animaux ne pourroit jamais remplir exactement ces conditions ; aussi les Physiciens n'ont gueres taché d'etablir par ce moyen le rapport entre l'air respirable, et les airs méphitiques qu'on peut trouver dans l'air commun. M. Vauquelin a cependant trouvé que des insectes tels que les limacons, le decomposent completement, et qui peuvent servir d'Eudiomètre. Mais puisque il est demontré par les expériences mêmes de ce Chimiste que la respiration des animaux à sang froid ne diffère point de la respiration des quadrupedes, et puisqu'il est démontré à l'evidence par les expériences lumineuses, et exactes de M. Jurine, qu'il se dégage dans la respiration de ces derniers de l'azote qui ajoute au volume de celui qui est contenu dans l'air commun, on peut bien douter de l'exactitude des résultats, que donneroient les Eudiomètres qu'on formeroit au moyen de la respiration des insectes, et il est permis de douter que la respiration animale ne donne jamais une analyse exacte de l'air commun, lors même qu'on ne sauroit pas que dans cette fonction animale on ajoute le plus souvent à l'air que l'on respire, de ces emanations étrangères inconnues dont nous avons rappellé ci dessus l'existence. La plus grande partie des Eudiomètres connus, et qui sont fondés sur la combustion des corps ne sont guères exempts d'inconveniens, et ne remplissent pas à beaucoup près les conditions énoncées ci dessus. Tels sont en général les Eudiomètres à air nitreux, dont

les inexactitudes ont été démontrées par tant de Physiciens qu'il seroit inutile de les rappeller. L'Eudiomètre à gaz hydrogène de M. Volta est plus exact que
ces derniers, mais comme il est presqu'impossible de
se procurer du gaz hidrogène, qui ne contienne pas du
carbone, les résultats de cet Eudiomètre ne peuvent
jamais être exacts, d'autant qu'il presentera constamment du gaz acide carbonique, qui n'existoit pas dans
l'air commun, et qui est formé dans l'expérience par
la reaction de l'oxigène sur le charbon. D'ailleurs s'il
se trouvoit dans l'atmosphère du gaz hidrogène, on
le prendroit certainement en compte pour de l'air vital, car l'hidrogène se combineroit pour former de l'eau
avec l'oxigène, et son absence seroit très bien marquée par une diminution du residu. C'est apparemment
par cette raison, que M. Gattoni a trouvé au dessus
des risières du Piémont, d'où il se dégage certainement une très-grande quantité de gaz hidrogène, beaucoup plus d'air vital, que sur le mont Legnone. M.
de Saussure a fait des observations analogues à celles
de Gattoni. Il resulte que l'air au sommet des montagnes est en general moins pur que dans nos plaines,
ce que je suis très-porté à croire, quoique je ne
croie pas vraisemblable qu'il soit moins pur que dans
nos risières. Le résultat qu'a observé le Physicien de
Genève me paroît même dans l'ordre de la nature;
parceque l'electricité étant fort grande au sommet des
montagnes, et le gaz hidrogène gagnant les hauteurs
de l'atmosphère par sa pesanteur specifique moindre
que celle de l'air commun, il est combiné alors avec

l'oxigène de l'air commun au moyen de l'electricité pour former de l'eau ; ce qui opere une deperdition d'air vital dans la constitution de l'atmosphère ; et c'est très-apparemment pour celà qu'on voit si souvent des nuages se former sur les montagnes sans qu'on puisse trouver l'origine des masses immenses des vapeurs qui le forment. Le celèbre Schéele a proposé l'usage des sulphures alchalins, ou terreux, mais j'ai trouvé que ce melange absorbe egalement d'autre gaz que l'air vital, et c'est sans doute à ce défaut de son Eudio-mètre que l'on doit la grande quantité de cet air, qu'il trouvoit constamment dans l'air comun, et qui surpassoit jusqu'à 8, et $^{10}/_{100}$ celle qui y existe en effet. J'ai annoncé en 1785 dans un mémoire sur l'Eudiomètrie, que j'ai lu à la Société privée de Phy-sique, et de Medecine de Turin, que le phosphore etoit peut-être parmi les combustibles celui qui pou-voit seul fournir des résultats aussi exacts qu'on les souhaite dans l'Eudiomètre, et on a vu bientôt que d'autres Physiciens avoient fait le même choix. M. Achard a proposé un Eudiomètre à phosphore dans le journal de Physique. M. Reboul en proposa un deu-xième dans les mémoires de l'Académie de Toulouse, et ensuite M. Seguin en proposa un 3 dans les anna-les de Chimie. M. Reboul vient encore de corriger dernièrement celui qu'il avoit proposé, et à y faire des additions utiles. L'Eudiomètre à phosphore dont je fais usage depuis 1784 est bien différent de tous ceux-ci, et à une plus grande exactitude il réunit tant de simplicité, que je crois pouvoir le décrire.

§. III.

Description, et usage d'un Eudiomètre à phosphore.

C'est un tube de verre blanc d'un pouce, et demi de circonférence dans son diamètre intérieur, qui doit être parfaitement égal dans toutes ses parties sur 18 pouces de longueur. L'extrémité superieure du tube est fermée hermétiquement, et aux deux tiers de la longueur totale du tube est pratiquée une courbure en angle droit au moyen de laquelle le verre forme deux colonnes l'une verticale, l'autre parfaitement horizontale. Cette courbure doit être pratiquée de manière à ne pas alterer l'égalité dans son diamètre intérieur, et on y parvient aisement en remplissant exactement le tujau de sable à petit grain bien desséché, avant de l'exposer à la flamme du chalumeau. L'extremité inférieure du tujau doit être ouverte, et à trois, ou 4 pouces au dessus de cette extremité on y marque un point fixe avec du verre coloré, que l'on y attache au moyen du chalumeau. On fixe alors ce tujau à une table de la même forme par deux ficelles qui n'embrassent que la colonne verticale du tujau de manière qu'il puisse tourner sur la table, et la colonne horizontale s'en éloigner entierement, tandis que la colonne verticale y reste attachée. La table ne doit pas s'avancer au dela du point marqué au dessus de l'extremité inferieure, cette partie devant être parfaitement isolée. L'espace compris depuis ce point formé avec le verre coloré et qu'on marque o, jusqu'à l'extremité superieure, on le divise en 100 parties égales. L'instrument ainsi disposé il est tout prêt à l'expérience. On y introduit un morceau de phosphore purifié, on remplit le tujau avec de l'eau, le phosphore se tient au fond; et on n'a plus qu'à le vider en contact de l'air que l'on souhaite d'examiner; il ne faut porter d'autre soin que de ne pas laisser retomber le phosphore avec l'eau. On enfonce alors l'extremité inferieure dans un verre rempli d'eau, et avec un verre à chalumeau qu'on introduit dans le tube on suce une partie de l'air qu'il contient, jusqu'à ce que l'eau remonte dans le tujau au point où comence la table, et est marqué le o par le verre coloré. On a alors un volume d'air divisé en 100 parties. On fait tourner le tujau sur la table, et on approche de la colonne horizontale sur laquelle est placé le phosphore du papier allumé. Le phosphore commence bruler, et continue presque jusqu'à ce qu'il n'y ait plus d'air vital; le volume d'air contenu dans le tujau se dilate, et l'eau dans le tube s'abaisse; mais bientôt l'air se condensant par le refroidissement l'eau remonte et va occuper l'espace de l'air qui a été absorbé par le phosphore; ainsi l'ascension de l'eau dans le tube indique précisement la quantité d'air vital contenu dans les 100 parties de l'air qu'on examine, c'est à dire la quantité d'air qui à été absorbé par le phosphore, et on trouve marqué sur la table dans l'espace occupé par l'eau combien de centiemes parties d'air vital sont contenues dans l'air que l'on examine. Le résidu n'est à l'ordinaire que du gaz azote, mais il arrive souvent qu'il contient du gaz acide carbonique. Pour separer ces deux gaz, et en évaluer la proportion on n'a qu'à boucher sous l'eau l'extremité inférieure de l'Eudiomètre plongée dans l'eau, la tirer, la replonger dans un autre verre contenant de l'eau de chaux avec soin que il ne s'y introduise pas de l'air exterieur; on ouvre le tujau et on agite le gaz résidu avec l'eau de chaux. S'il se trouve du gaz acide carbonique, l'eau de chaux en l'absorbant s'éleve au dessus du point marqué par l'eau commune, et cette plus grande élevation marque la quantité de gaz acide carbonique, qu'il y a dans l'air que l'on analyse. Pour lors ce dernier résidu n'est que du gaz azote tout pur, et on trouve sur la même table la proportion exacte de l'air vital, du gaz azote, et du gaz acide carbonique contenus dans l'air atmosphérique que l'on a soumis à l'analyse, et on a l'avantage encore d'avoir les differentes quantités de ce gaz divisées en centiemes parties, ce qui est très-intéressant dans des expériences comparatives, qu'on ne pourroit évaluer que par des calculs ennujeux. L'ensemble de tout le procedé que je viens de décrire est de la dernière simplicité, et il n'est nullement necessaire d'être Physicien, ou Chimiste pour le mettre en pratique. Cependant il y a dans l'usage de cet instrument des soins à porter sans lesquels on ne pourroit guere parvenir à des résultats exacts, et qu'on ne pourroit peut être apprendre que par une pratique longtemps suivie. J'en tracerai ici quelques uns des principaux. Le 1 est qu'étant très-difficile, et n'arrivant presque jamais, que de la première combustion du phosphore l'oxigene contenu dans l'air de l'Eudiomètre soit completement absorbé, il est bon de l'echauffer plusieurs fois, et de ne pas se rapporter à l'expérience que lorsque après avoir bien échauffé le verre, et en l'examinant dans l'obscurité on ne remarque plus dans son intérieur aucune trace lumineuse. On conçoit encore par ceci 2° que la quantité de phosphore doit être suffisante à s'emparer en totalité de l'oxigène contenu dans le volume d'air qu'on décompose, et il est même avantageux que le phosphore s'y trouve dans une quantité un peu au delà de ce qui est nécessaire. L'expérience m'a démontré que dans un Eudiomètre construit d'après les proportions que j'ai indiquées 6 à 8 gr. de phosphore suffisent pour les premières expériences, et deux ou trois dans les expériences successives lorsqu'on aura le soin de conserver l'Eudiomètre rempli d'eau, et le résidu du phosphore hors du contact de l'atmosphère. 3° Le verre contenant le phosphore doit être échauffé très-lentement, car sans ce soin-là on ne risque pas seulement de briser le verre qui étant humide se casse très-aisement, mais on brule encore trop rapidement le phosphore, et en trop raréfiant l'air contenu dans le tujau une partie s'échappe par l'ouverture inférieure plongée dans l'eau, et pour lors l'expérience est manquée. C'est pour eviter en partie cet inconvénient qu'est destinée la plus grande longueur du tube depuis le o jusqu'à l'orifice de l'extrémité inférieure qui plonge dans l'eau. 4° Le dernier soin que l'on doit apporter dans les expériences de ce genre consiste enfin dans l'examen attentif de la température avant et après l'expérience. Il est évident que comme l'on détermine d'après le volume, ou l'espace qu'ils occupent, le rapport des gaz dont est composé l'air commun, que comme ce volume diffère aux différentes températures, ce dernier soin est de la plus grande importance, et qu'il ne faut prendre en compte les résultats de l'expérience qu'à une température egale à celle de l'air commun avant l'expérience ; et si cela n'étoit possible il faudroit d'après les excellentes tables de Lavoisier retrancher la dilatation, ou y ajouter la condensation qu'une plus grande, ou moindre température y auroit pu produire.

Mon but étant moins de publier ici la description d'un nouvel Eudiomètre, que de faire connoître la route que j'ai suivie dans l'examen de la constitution atmosphérique des bains de Vaudier, je ne m'arrêterai pas au détail de l'usage que je fais de cet instrument à l'examen d'autres gaz que l'air atmosphérique, et aux cas mêmes où l'on n'auroit qu'une très-petite quantité d'air. Les Physiciens accoûtumés à ce genre d'expériences verront aisement la manière dont on peut l'employer. Je vais maintenant rendre compte des expériences que j'ai faites avec cet Eudiomètre sur l'atmosphère des bains de Vaudier de comparaison avec celle de Turin.

§. IV.

Expériences eudiométriques sur l'air atmosphérique des bains de Vaudier, et de la ville de Turin.

Pour juger exactement de l'air atmosphérique des bains de Vaudier nous l'avons essayé en différents lieux depuis les chambres mêmes des bains jusqu'au-dessus des sources sulphureuses, à la surface de la rivière, au long de la vallée, et aux pieds mêmes des montagnes qui la bordent. L'air du même lieu a été essayé plusieurs fois à différentes heures du jour, à différentes températures, et dans différents états de l'atmosphère. Le tableau ci-joint présente d'un coup d'oeil tous les résultats de nos expériences.

	air vital	gaz azote	gaz acid. carbonique
Air des chambres du logis du Roi, ou le Baracone . . . . ,,	0,26	0,71	0,03
Des chambres des bains de la ville de Vaudier ,,	0,25	0,72	0,03
Du laboratoire dans le logis des pauvres . ,,	0,25	0,72	0,03
Du logis le paradis . ,,	0,27	0,71	0,02
Au dessus des sources sulphureuses . . ,,	0,24	0,72	0,04

	air vital	gaz azote	gaz acid. carbonique
De la promenade au long de la vallée du côté de Vaudier . . . „	0,28	0,72	o o o
De la vallée au-dessus des bains . . . „	0,30	0,70	o o o
Sur le pont du Gesse „	0,29	0,70	o o 1
De l'allée aux pieds de la montagne le Matto „	0,30	0,70	o o o
De l'allée aux pieds de la Stella . . . „	0,30	0,70	o o o
Aux pieds de la montagne s. Jean . . . „	0,31	0,69	o o o
A la surface du Gesse „	0,33	0,67	o o o
A une chûte des eaux du Gesse . . . „	0,33	0,67	o o o

La plus grande partie de ces expériences ne présentent que de l'air vital, et du gaz azote dans l'air atmosphérique de Vaudier. Nous n'avons trouvé des indices de gaz acide carbonique, que dans l'air des chambres; et il paroît par-là que ce gaz est complètement étranger à l'atmosphère de ce climat. C'est sans doute dans la respiration, et par la combustion que se forme celui que nous avons remarqué dans ces airs; s'il s'en forme quelque part au long de la vallée et sur les montagnes, car il paroît que les bestiaux, qu'on y nourrit doivent en produire, peut-être est-il bientôt absorbé par la grande quantité d'eau, qui coule toute part des montagnes environnantes, ou est-il bientôt décomposé par les plantes dont ces montagnes sont peuplées. Mais ce qui frappe le plus lorsqu'on jette les yeux sur le résultat de nos essais, c'est la différence très-grande qu'ils présentent dans le rapport de l'air vital, et le gaz azote. Cependant cette différence même quoique assez grande ne doit paroître étrange lorsqu'on réfléchit que les airs qui présentent le plus d'azote, et le moins d'air vital sont ceux des chambres des logis et de ses environs, et qu'ici cette différence peut bien n'être qu'une modification produite par les circonstances énoncées ci-dessus, et auxquelles on doit l'acide carbonique ; ensuite si l'on veut considérer encore qu'il y a ici partout des eaux sulphureuses, que l'air atmosphérique est decomposé par ces eaux, et qu'elles en absorbent l'oxigène, on trouvera que la moindre proportion d'air vital qu'on trouve dans les airs de ces lieux n'est qu'une consequence nécessaire de la déperdition que les circonstances y doivent produire.

Les résultats que nous avons présentés dans ce tableau sont presque constâns dans les airs jusqu'au n.º 5. Mais ils varient souvent dans les airs des n.ᵒˢ suivans. Nous avons choisi le milieu entre ceux de nos expériences. L'air à la surface du Gesse donne quelquefois une plus grande quantité d'air vital, et nous avons remarqué que cette plus grande production arrive constamment lorsque les rayons du soleil dardent sur les eaux. C'est sans doute que ces eaux contiennent de l'oxigène, et que l'action de la lu-

mière le fait passer à l'état d'air vital; c'est certaine-
mént encore de là que vient en partie la plus grande
quantité d'air vital qu'on trouve dans l'atmosphère de
ce climat. Du moins est il certain que la lumière dégage de l'air vital des eaux du Gesse, et des eaux
qui tombent des montagnes; car nous l'avons confirmé par des expériences directes en plaçant de l'eau
du Gesse dans des vaisseaux remplis, et renversés
dans l'eau, dont il se developpe de cette manière une
très-grandes quantité d'air, qui donne à l'Eudiomètre
$^{78}/_{100}$ d'air vital. On peut juger par là de la bonté
de l'air de ce climat. Maintenant je placerai ici dans
un tableau le résultat des expériences que j'ai faites
sur l'air atmosphérique de Turin pris en differents
quartiers de la ville.

	air vital	gaz azote	gaz acid. carbonique
Air de la place du château			
Royal . . . „	0,27	0,71	0,02
de la rue de Po . „	0,27	0,71	0,02
de la rue doire grosse „	0,26	0,70	0,04
de la place s. Thomas „	0,26	0,71	0,03
de la place s. Charles „	0,27 $^{1}/_{2}$	0,71	0,01 $^{1}/_{2}$
des remparts de porte neuve	0,27 $^{1}/_{2}$	0,71	0,01 $^{1}/_{2}$
de la citadelle sous l'allée			
de l'arsenal . . „	0,27 $^{1}/_{2}$	0,71	0,01 $^{1}/_{2}$
de remparts de N: D. de			
la Consolata . „	0,27 $^{1}/_{2}$	0,71	001 $^{1}/_{2}$
de l'allée du Valentin „	0,28	0,71	00,1
à la surface du Po „	0,28	0,72	000

	air vital	gaz azote	gaz acid. carbonique
Air à la surface de la Doire ,,	0,27 $\frac{1}{2}$	0,72 $\frac{1}{2}$	0,00
de l'allée de Rivoli ,,	0,27	0,72	0,02
de la vigne de la Reine ,,	0,28	0,72	0,00
de la montagne dans la vallée de S. Martin ,,	0,28 $\frac{1}{2}$	0,72	0,00 $\frac{1}{2}$
de la rue que j'habite ,,	0,27	0,70 $\frac{1}{2}$	0,02 $\frac{1}{2}$
de ma bibliothéque ,,	0,26	0,69	0,02
de mon laboratoire ,,	0,25	0,70	0,02
d'un magasin de fromage . . . . ,,	0,24	0,70	0,06

§. V.

Parallèle de la constitution atmosphérique des bains de Vaudier avec celle de Turin.

En comparant les résultats que donne l'examen de l'atmosphère de Vaudier avec ceux de l'atmosphère de Turin on y trouve des différences frappantes. D'abord l'acide carbonique qu'on ne trouve guères dans l'air atmosphérique des bains de Vaudier, se trouve très-souvent dans l'air atmosphérique de Turin ; ensuite l'air vital y est en général dans une moindre proportion, et le gaz azote au contraire y est plus abondant. L'air des collines qui environnent notre ville, que j'ai eu plusieurs occasions d'examiner, est en général meilleur que celui de Turin, et ne donne que très-peu d'acide carbonique surtout à une certaine élévation. Cependant il ne m'a jamais donné au delà de $^{28}/_{100}$ d'air vital, tandis qu'on a vu que l'air des montagnes de Vaudier en donne le plus souvent 30, et quelquefois même 33.

Il est aisé de voir par-là qu'en jugeant d'après l'eudiométrie des airs que nous avons comparés, celui de Vaudier est beaucoup meilleur que celui de notre ville, puisque indépendamment de l'acide carbonique qu'on trouve dans l'air de Turin, et qui n'existe pas dans l'air des montagnes de Vaudier, celui-ci est encore plus chargé d'air vital. L'influence de cet air y est en effet très-marquée le premier jour qu'on commence le respirer par une augmentation de chaleur très-sensible, par un plus fort mouvement des fluides, qui dans nombre d'individus s'approche même de la fievre, mais qui est bientôt suivi d'une plus grande énergie dans toutes les fibres, et c'est certainement moins aux effets des eaux sulphureuses, qu'à l'influence de cette constitution atmosphérique que les imbécilles épuisés, et les vieillards doivent la vigueur qu'ils éprouvent, et qui leur rappelle quelquefois les heureux temps d'un âge dont il ne leur restoit que le souvenir. Je ne doute pas que bien des maladies puissent être complètement guéries par cette seule circonstance; aussi ne connoit-on pas dans ce climat cette foiblesse, et cette lassitude qu'on éprouve si souvent dans nos plaines, et a-t-on remarqué constamment que toute maladie produite par un défaut de mouvement, atonie, et caractérisée par la lenteur et la foiblesse du pouls, l'abondance des sucs blancs, l'appauvrissement des liqueurs colorées et surtout du sang, contre lesquelles l'usage des bains sulphureux ne seroit guères indiqué, ne tardent pas à être completement dissipées par la respiration de ce fluide atmosphérique surchargé d'air vital. On peut encore par tout ce que j'ai dit jusqu'à présent sur ce climat juger de la nature de son atmosphère considérée d'après les altérations qu'elle pourroit éprouver de la part des substances étrangères qu'il n'est pas encore permis au chimiste d'y reconnoître. Il paroît que même sous ce dernier point de vue l'air atmosphérique de Vaudier doit être infiniment préférable à celui de notre ville; mais j'ai assez décrit les circonstances locales de cette vallée, et les médecins en pourront certainement évaluer les rapports.

CHAPITRE V.

DES EAUX DOUCES DES ENVIRONS DES BAINS DE VAUDIER

§. I.

Des eaux douces en général de ce lieu.

Il découle de toutes parts des montagnes qui bordent la vallée où sont placés les bains de Vaudier, des eaux douces froides fournies par la fonte de la neige, qui ne disparoît jamais completement de ces montagnes; mais en traitant des eaux douces je ne dois pas m'étendre au delà des eaux dont on fait quelque usage économique aux bains, et je dois surtout m'attacher à celles dont l'expérience a constaté quelque efficacité médicale. Il y a deux sources de ces dernières, dont l'une est froide, et l'autre marque constamment une température au-dessus de celle de l'atmosphère; et il y en a aussi deux des premières; ces eaux diffèrent assez considérablement les unes des autres, et je dois les faire connoître séparément. Je commencerai par celle dont on ne fait usage que pour la boisson ordinaire et dans les alimens.

§. II.

Analyse des eaux douces de la source de S. Antoine.

Nous avons donné le nom de source de S. Antoine à une source d'eau douce qu'on trouve sur la route avant que d'arriver aux bains, à 100 pas environ de l'ancienne chapelle de S. Antoine, du côté de Vaudier. On n'emploie pas les eaux de cette source à aucun usage médical, ou économique aux bains, mais on en fait beaucoup usage en boisson, lorsqu'on va se promener de ce côté-là. Il y a même plusieurs qui préfèrent cette promenade pour en boire.

Les eaux de cette source jaillissent entre deux rochers à la droite du chemin qui conduit aux bains, de la montagne même du Matto, qui donne les sources sulphureuses, et vont tomber bientôt dans le Gesse.

Elles sont de la dernière limpidité, et ne moussent point par l'agitation.

Leur goût est absolument celui de l'eau pure, et n'exhalent aucune odeur.

La température de la source n'est pas constamment la même, et varie suivant les modifications qui surviennent dans l'atmosphère sans cependant suivre le même ordre dans les changements. Nous y avons placé un thermomètre le premier août à 5 heures du soir; la température de l'atmosphère étoit 13 degrès, et celle de la source 8. En examinant la température de ces eaux lorsque la température atmosphérique ne marquoit que 10 degrès, celle de la source en marquoit 6. C'est la moindre température que nous ayons trouvé dans la source, et celle de 8 degrès est la plus haute.

La pesanteur spécifique déterminée par l'areomètre ne s'éloigne pas considérablement de l'eau distillée.

1. Si l'on verse dans un verre rempli de ces eaux de la teinture de tournesol, on n'y observe aucun changement dans la couleur bleue, et il en arrive de même avec le sirop de violettes. Mais en ne mettant que peu de teinture de tournesol, ou de sirop de violettes, et ne donnant à l'eau qu'une couleur bleuâtre, on est étonné de le voir disparoître bientôt, et l'eau reprendre sa première clarté. Une plus grande quantité de ces réactifs colore les eaux, mais la couleur bleue est considérablement plus affoiblie, que lorsqu'on met la même quantité de ces réactifs avec de l'eau de nos puits, et de l'eau distillée, ce dont on peut aisement s'en convaincre par une expérience de comparaison.

2. L'eau de chaux ne trouble pas sensiblement la limpidité de ces eaux.

3. Il en est de même avec le muriate, le nitrate, et l'acetite de barite.

4. Le carbonate de potasse ne produit pas même le moindre changement, non plus que l'acide oxalique, l'oxalate, le phosphate d'ammoniaque, et l'acide phosphorique.

5. Les prussiates de potasse, de chaux, et de magnésie mêlés à ces eaux n'ont pas démontré le moindre indice de fer même après trois jours, et après avoir

acidifié les eaux avec quelques gouttes d'acide muriatique pur.

6. L'acétite de plomb saturé est cependant troublé.

7. Et le réactif unique qui produise des changemens
bien marqués avec l'eau de cette source est le nitrate
d'argent, dont l'argent est précipité en muriate d'argent.

Il est assez évident par ces expériences que les eaux
de cette source sont très-pures, et telles qu'on n'en
trouve pas à Turin, sans excepter l'eau de Sainte Bar-
bara, qui est, je crois, la plus pure. Il n'y existe
que quelques atomes de muriate alcalin, et sans doute de muriate de soude. Mais la quantité de ce sel
est si petite qu'on ne pourroit guères l'évaluer sans
en évaporer une très-grande quantité, ce que l'on
n'a pas jugé nécessaire. Ensuite il existe dans ces eaux
beaucoup d'air vital, ou peut-être même de l'oxigène
tout pur dans une proportion infiniment plus grande
que dans les eaux de nos plaines, et telle qu'elle s'approche de la proportion contenue dans la rosée de nos
prairies, puisqu'on vient de voir qu'elles affoiblissent
et détruisent même la couleur de la teinture de tournesol.

§. III.

Analyse des eaux du Gesse.

J'ai déjà remarqué que le Gesse est une rivière qui
arrose toute la vallée, et qui tire sa source des montagnes au-dessus des bains. On se sert ici quelquefois
de ses eaux dans les aliments, et on sera d'autant plus

intéressé de les connoître, que dans le premier chapitre de cet ouvrage j'ai eu occasion d'en rappeller des qualités fort singulières que je leur ai reconnues.

Les eaux du Gesse sont de même que celles de la source Saint Antoine très-limpides, sans goût, sans odeur sensible, et d'une légèreté étonnante, que l'areomètre le plus sensible ne peut guères distinguer de l'eau distillée. Le lieu où je les ai examinées est éloigné environ 100 pas au-dessus des sources sulphureuses ; car plus proche de ces sources elles se mêlent sans cesse, et on trouve même des sources sulphureuses qui jaillissent au milieu de la rivière. La température de la rivière est de 6 à 8 degrés, celle de l'atmosphère étant de 10 à 14.

Aucun réactif a de l'action sur ces eaux, si l'on excepte le nitrate d'argent, qui paroît donner quelques indices de muriate de soude, en leur donnant un coup d'œil perlé lorsqu'on en verse quelques gouttes sur une grande quantité d'eau. Mais ce changement même n'est pas beaucoup décidé.

Si l'on verse une dissolution de plomb dans l'acide aceteux dans les eaux du Gesse, la dissolution n'est pas plus décomposée que par l'eau distillée, s'il se trouve un peu d'acide par excès ; mais lorsque la solution est saturée, elle se trouble, et forme un précipité d'une blancheur éclatante, qui se redissout completement par l'addition de quelques gouttes d'acide aceteux. On voit par-là que les changemens qu'essaye ce réactif, tiennent moins à l'existence du muriate de soude indiqué par le nitrate d'argent, qu'à la foiblesse d'adhérence de l'oxide de plomb à l'acide, et conséquemment que s'il y existe du sel marin, c'est en une quantité presqu'inappréciable, et telle à ne pas se manifester par ce réactif d'ailleurs très-sensible.

Lorsqu'on verse de la teinture de tournesol dans ces eaux, la destruction de sa couleur est très-prompte, et beaucoup plus complètement marquée qu'avec les eaux de la source S. Antoine, dont j'ai parlé ci-devant. Deux livres d'eau de Gesse ont suffi pour anéantir la couleur de deux gros de teinture de tournesol dans l'alcool la plus intense que l'on puisse faire, et c'est d'après ce phénomène auquel on ne s'attendoit guères que j'ai jugé que les eaux du Gesse étoient très-chargées d'oxigène, et que c'étoit par-là qu'elles exercent cette influence-étonnante dans la destruction de la matière colorante des toiles que l'on blanchit par ces eaux tout au long de la vallée de Gesse.

Pour s'en assurer encore d'une manière plus certaine nous avons pris des entonnoirs à long tige, dont l'extrémité étoit exactement fermée, nous les avons remplis de ces eaux, et placés à la lumière solaire renversés dans un baquet contenant de la même eau. La température que produisirent les rayons du soleil sur l'atmosphère de l'appareil ne put surpasser 32 degrès, et il se dégagea une quantité d'air aussi grande qu'en fournit le même appareil le plus rempli de feuilles des plantes avec les eaux de notre ville. Cet air examiné à l'eudiomètre donna 0,78 d'air vital, 0,22 d'azote, et pas atome d'acide carbonique, dont l'existence dans l'eau du Gesse n'est pas même annoncée par l'eau de chaux.

6

On pourroit donc presque comparer les eaux de Gesse à l'eau distillée, à cela près qu'elles contiennent quelques atomes de muriate de soude, et une très-grande quantité d'oxigène, et c'est sans doute dans le dégagement continuel d'air vital que la lumière doit opérer sur ces eaux, qu'existe une des sources qui ne contribue le moins à la grande salubrité de l'air de ce climat. Je remarquerai ici que cette pureté des eaux du Gesse et cette quantité d'oxigène qu'elles renferment les rendroit précieuses pour bien de manufactures, qui placées ailleurs n'ont pas beaucoup de succès, et je ferai des vœux pour qu'on y en établisse. Des ateliers de teinture fourniroient certainement des nuances d'une vivacité, et d'une solidité également distinguée.

§. IV.

Analyse de la source de S. Jean.

La source, que nous appellons ici source de S. Jean est éloignée de 100 pas environ des sources sulphureuses au Sud-Ouest de la vallée; elle est située proche de la chapelle de S. Jean presqu'aux pieds de la montagne du même nom, et on en doit, dit-on, la découverte à M. le chevalier Fresia, qui a fait ensuite long-temps usage de ces eaux avec beaucoup de succès. Ceux qui se portent aux bains de Vaudier en font beaucoup usage chaque jour pour se remettre de l'affoiblissement que leur laissent les bains sulphureux ; et l'expérience a démontré en effet que les eaux de cette source renferment une efficacité tonique, et corroborante très-décidée. D'après ces proprietés médicales on l'appelloit l'*eau de fer*, ou la *source ferrugineuse*, mais il n'existe point de fer dans cette source, et il ne peut même y en exister en état de dissolution par l'acide carbonique, comme on le verra bientôt; on ne doit donc pas la ranger séparement des eaux douces, et la mettre au rang des eaux acidules ferrugineuses, auquel on l'avoit placée jusqu'à présent d'après ses effets toniques.

Les eaux de la source de S. Jean jaillissent entre des petits rochers qu'on a artistement arrangés, et donne une très-grande quantité d'eau, que nous avons évalué à 36 pintes par minute.

L'eau est parfaitement sans odeur, et de la dernière limpidité, et sa pésanteur spécifique ne peut se distinguer de l'eau distillée. Nous n'y avons trouvé aucun goût sensible; cependant il y a bien de gens qui prétendent y reconnoître de l'amertume, mais nous avons remarqué que cette sensation n'étoit pas même constante chez ceux qui prétendoient quelquefois la reconnoître, et nous croyons par-là qu'elle tient à des causes indépendantes des eaux de cette source, et dont les effets seroient également marqués par une eau quelconque.

La température de la source est de 5 ³/₄ degrès du thermomètre de Reaumur, et paroît constante; du moins nous l'avons trouvée la même en l'essayant également de matin, la température atmosphérique étant 10 degrés, et après midi lorsque le soleil qui dardoit sur la source marquoit sur un thermomètre placé sur des rochers à côté 32 degrés ; ensuite cette température est encore la même, lorsque celle de l'atmosphère est 14.

Ces eaux ne moussent point par l'agitation, et long-temps conservées ne laissent pas précipiter aucun sédiment. Il n'y a que deux réactifs qui produisent sur ces eaux quelques changements. Ce sont l'eau de chaux, et le sulphate de fer. Elles forment avec la première une très-mince pellicule qui n'est pas sensible qu'après deux ou trois heures, et qui ne trouble pas même sensiblement la limpidité de l'eau. Le sulphate de fer que l'on verse dans les eaux de cette source n'y produit aucun changement subit, et il se précipite de l'oxide de fer qu'on ne peut pas même redissoudre par un excès d'acide sulphurique ; mais l'acide muriatique ordinaire le redissout complètement.

Les sels baritiques, et le nitrate d'argent n'y produisent pas le moindre changement, non plus que les acides oxalique et phosphorique, et l'oxalate, et phosphate ammoniacal, les alcalis caustiques, et saturés de gaz acide carbonique, les sulphates, et muriates terreux ; et l'acetite de plomb se comporte de la même manière qu'on l'a vu ci-devant se comporter avec l'eau du Gesse.

La couleur bleue de la teinture de tournesol n'est pas changée par les eaux de cette source, mais elle en est plus affoiblie, et plus abondamment détruite que par l'eau du Gesse, ce qui annonce que la base de l'air vital se trouve dans ces eaux plus abondamment

que dans celles que nous avons examinées dans le §
précédent ; et par cette seule circonstance il ne peut
exister du fer dans ces eaux, qui en seroit bientôt
précipité par l'oxigène.

Les eaux de la source de S. Jean ne contiennent
donc qu'abondamment de la base de l'air vital, ou oxigène, et des traces infiniment petites de l'acide carbonique. On a évaporé 25 livres d'eau, et on les a
réduites à 4. Pour lors aucun réactif n'a produit des
changements sur le résidu. Il se précipita au fond de
l'évaporatoire des traces de sédiment, qui étoit si peu
de chose qu'on n'a pu le recueillir. On l'a dissous par
l'addition d'un peu d'acide muriatique, et on a pu s'assurer que c'étoit de la magnésie ; mais ce carbonate
de magnésie se trouve en si petite quantité, que même
en opérant sur 25 livres d'eau on n'a pu en évaluer
exactement la proportion.

: Maintenant qu'on vient de voir les principes étrangers que ces eaux recelent, et qu'on a vu que l'efficacité médicale de cette source ne sauroit être contestée, puisqu'elle est confirmée par l'expérience de tous
les jours, et que j'en ai moi-même essayé les effets
bienfaisans, c'est une question à décider que de trouver la cause des effets qu'elles produisent. Est-ce le
carbonate de magnésie, qui lui donne la qualité tonique ? mais ce sel y existe dans une proportion au
moins 15 fois moindre que celle qu'on trouve dans les
eaux de notre ville. Est-ce l'oxigène, ou la base de
l'air vital ? S'il m'étoit permis d'hasarder mon sentiment
sur cette question, je dirois que je crois que l'influence

de l'air doit y jouer certainement un très-grand rôle ; j'ajouterois encore, que puisque les expériences que l'on a faites en Angleterre sur l'action médicale de l'eau froide ont démontré dans ce liquide un tonique excellent, je suis très-porté à croire que la température constamment froide de ces eaux n'est point la dernière parmi les causes qui produisent les effets salutaires qu'on a remarqué, et qui apparemment se soutiendront à jamais.

§. V.

Analyse de la source chaude laxative.

Parmi différentes nouvelles sources d'eaux sulphureuses qu'on a découvert il y a deux années aux bains de Vaudier, se trouve une source qui n'est pas sulphureuse, et dont la température égale cependant celle de plusieurs de ces dernières. En essayant d'en boire on a trouvé que cette eau étoit laxative, et depuis alors on en fait beaucoup usage. Ceux qui vont aux bains de Vaudier n'employent presque d'autre purgatif que ces eaux, qu'ils trouvent préferables à bien d'autres laxatifs que fournit la pharmacie. Faute d'autre nom pour la distinguer je la demanderai source chaude laxative.

Cette source est placée au milieu même, et à côté des sources sulphureuses, dont elle reçoit vraisemblablement son calorique, et donne environ 3 pintes d'eau par minute.

Les eaux sont suffisamment limpides, et ne laissent rien précipiter par le refroidissement, même après plusieurs jours.

Son odeur est celle de l'eau tiède, et au goût on y trouve de l'amertume, mais bien peu sensible.

La pesanteur spécifique de ces eaux est un peu plus grande que celle de l'eau pure, lorsque les eaux sont complètement refroidies.

La température de cette source est 32 degrés ; et est constamment la même quelques soient les changements qui surviennent dans la température de l'atmosphère.

Les eaux de cette source n'altèrent pas la teinture de tournesol, mais le sirop de violettes en est un peu verdi, et ensuite il reçoit une teinte jaunâtre.

Si on y mêle des sels baritiques, ils y produisent dès l'instant un précipité de sulphate de barite, et dès qu'on a entièrement privé les eaux de leur acide sulphurique au moyen de l'acetite de barite, et qu'on a séparé la liqueur du sediment qui se forme, en y versant du nitrate d'argent il se forme de l'instant un nouveau précipité de muriate d'argent très-blanc.

L'acetite de plomb versé dans ces eaux est bientôt décomposé, et le précipité est blanc. Je ne remarque les circonstances de la couleur de ces précipités métalliques que pour lever tout doute sur l'existence de quelque principe sulphureux dans ces eaux chaudes.

L'acide oxalique pur ne produit aucun changement dans ces eaux, mais avec l'oxalate, et le phosphate ammoniacal elles forment un peu de sediment de oxalate, et phosphate de chaux.

Les alcalis caustiques et saturés d'acide carbonique ne précipitent rien de ces eaux non plus que les prussiates alcalins et terreux.

Il n'existe donc dans ces eaux que des sels sulphuriques, et muriatiques, indiqués par les réactifs baritiques, et le nitrate d'argent, et ces sels sont à base alcaline, puisque les alcalis même saturés d'acide carbonique ne les décomposent pas ; il y existe cependant un peu de chaux qui échappe à l'action de ces derniers, mais qui n'est pas moins annoncée evidemment par les phosphate, et oxalate ammoniacal.

Dans la suite nous avons vérifié encore l'existence de cette chaux par l'évaporation des eaux, et lorsque 25 livres ont été réduites à 2, le carbonate de potasse y forme un précipité sensible de carbonate de chaux. L'alcali qui sert de base aux acides se trouva être la soude ; ainsi on trouve d'après les loix d'affinité connues que cette eau contient du sulphate et muriate de soude, et du muriate calcaire.

En évaporant de ces eaux, et en separant ces différents sels par les procédés que j'aurai occasion de décrire dans la suite, et qu'il seroit inutile de répéter ici, nous avons trouvé que chaque livre d'eau contient

Sulphate de soude . . . gr. 0,6.
Muriate de soude . . . „ 0,4.
Muriate calcaire . . . „ 00,3.

C'est sans doute à ces sels que les eaux de cette source doivent leur qualité laxative, et conjointement à ceux-ci elles en doivent peut-être à sa température, puisqu'il est constaté que le calorique seul et libre joint aux eaux même les plus pures suffit pour leur donner une efficacité laxative.

§. VI.

APPENDIX

Sur des eaux bitumineuses, qui charient du pétrole.

En terminant ici les observations générales sur la vallée de Gesse, et le climat des bains de Vaudier, que j'ai cru devoir faire précéder l'analyse des sources sulphureuses, je ne dois pas oublier quelques sources qui charient du petrole dans leurs eaux. Mais c'est avec regret que je rappelle ici l'existence de ces sources, que je ne puis faire connoître en détail, et que j'aurois infiniment souhaité de soumettre à des recherches étendues, qui auroient sans doute éclairci quelques phénomènes que nous fournira dans la suite l'analyse des eaux sulphureuses. Malheureusement je n'ai connu ces sources que les derniers moments de mon séjour aux bains, et il n'étoit plus en moi de les étudier en prolongeant mon départ. Ces sources se trouvent à côté du Gesse dans des rochers à 20 pas environ de la source sulphureuse des anciennes boues, sur la route qui conduit à la source de S. Jean par le lit de la rivière. Elles fournissent très-peu d'eau, mais au milieu

meme des pierres roulées du Gesse ces eaux s'arrêtent,
et c'est là qu'on trouve à sa surface le petrole. Celui
que j'ai observé étoit noir, mais M. Bluva qui en a
jadis recueilli quelque bouteille, en a trouvé du fort
clair, et qui ne diffère aucunement du plus beau qu'on
nous apporte de l'Italie. En attendant que je puisse
remplir le désir de les soumettre à un examen profond, je me contenterai d'en avoir rappellé l'existence
et de fournir de la matière aux hypothèses qu'on voudroit faire sur la chaleur des eaux de Vaudier, qu'en
mon particulier j'ai jugé d'éloigner complètement de
cet ouvrage.

SECTION II.

HISTOIRE ET ANALYSE DES BAINS DE VAUDIER.

CHAPITRE I.

HISTOIRE LITTÉRAIRE DES BAINS DE VAUDIER.

§. I.

Ce que l'on sait de l'histoire politique de ces bains.

Il n'est pas possible, je crois, de fixer l'époque à laquelle les bains que j'examine, ont étés établis. Nos historiens ne nous fournissent le moindre renseignement sur ce sujet, non·plus que les Auteurs qui ont écrit des anciens bains, et les Archives de la Commune de Vaudier. Si l'on pouvoit se rapporter à l'expression peut-être douteuse d'un ancien monument que l'on a découvert à ces bains, on pourroit faire remonter l'époque de leur établissement à une antiquité très-reculée. C'est une inscription votive à Esculape, dressée par Marcus Fulvius; mais cette inscription se trouve malheureusement trop effacée, et quoiqu'il soit très-vraisemblable que ce soit des bains de Vaudier qu'il s'agit dans ce monument *, il ne nous fournit pas des preuves assez authentiques d'une si grande antiquité qui d'ailleurs peut paroître douteuse par celà seul que les thermes de Vaudier n'ont été mentionnés par aucun des anciens historiens de la nature dans des temps reculés. Si l'on veut se rapporter aux opinions reçues chez les habitants de la vallée de Gesse, dictées sans doute par une tradition suivie, l'établissement de ces bains ne remonte pas moins à une très-grande antiquité, puisqu'ils en attribuent l'établissement aux Moines Bénédictins qui habiterent jadis ces montagnes. On sait que les couvents de ces Moines ont été jadis le berceau de la médecine, mais quoiqu'il soit très-certain que nous leur devons beaucoup, cette opinion sur les bains de Vaudier ne repose pas sur d'autre base authentique que la tradition, et quelque soit l'opinion

* *Je le rendrai ici tel qu'on le trouve dans le* Pie-monte Cispadano *du célèbre Durandi.*

<pre>
        AESCVLAPIO . . . .

      . . . . FISTVLAS . . . . . .

      . . . AD BALNEOR . . . . . SVS . .

      . . . . . ET . . . DOM.

      . . . .

      . . . . PRO SALVTE . . . .

     DE SVO FAC . . . .

     M. FVLV. . . . .

    POPVLI . VSVI . ET . FELICITATE . SECVLI

              EX . VOTO
</pre>

que l'on adopte sur ce sujet, il faut avouver que si cet établissement public peut remonter à une si grande antiquité, il n'a du être suivi, ou que du moins il ne l'étoit plus au commencement du XVI siecle. Ce qui est certain, c'est que les renseignements que l'on peut tirer de l'histoire et des Auteurs qui ont écrit sur ces bains, ne permettent pas d'en fixer l'établissement au-delà de la moitié de ce siecle-là. J'ai remarqué dans la préface de cet ouvrage que ce ne fut qu'après la bataille de *St.* Quentin que le Duc Emanuel Filibert a jetté les yeux sur ces sources, qui devoient cependant être assez célèbres, puisque la renommée en étoit parvenue jusqu'au Trône. On sait que ce Prince y envoya une société de Médecins Chimistes nationaux et étrangers qu'il chargea de l'examen de ces sources, et c'est à ce temps-là qu'il est permis de fixer avec certitude l'établissement des bains publics. Je suis d'autant plus porté à fixer de préférence l'époque de cet établissement à ce temps-là, que Viotti, Médecin Piémontois, et qui étoit, je crois, Professeur en l'Université de Turin, écrivant en 1550 et 51 des bains en général, qui a décrit les bains d'Acqui et de Vinaj, qui a traité également des bains étrangers qui lui étoient connus, n'a pas dit mot de ceux de Vaudier dans son ouvrage qui a paru à Lyon en 1552, et qu'il n'en est non plus parlé dans la grande collection *de Balneis* imprimée l'année après à Venise *, et on verra dans

---

* *Baccius ne parle non plus des bains de Vaudier dans son grand ouvrage* de Thermis. *Je suis cependant*

le paragraphe suivant que même vers la fin de ce siecle-là–ces bains n'étoient guère en état de rendre beaucoup de service au Public.

Il paroit encore par ce que je viens de marquer
que c'est au même temps que doit remonter la premiere époque de l'histoire littéraire de ces bains, puisqu'on vient de voir que le Duc Emanuel Filibert il y
envoya une société de Médecins qu'il chargea de l'a-
nalyse de ces sources, et qu'il paroit fort vraisemblable que cette société doit avoir fait son rapport. Quoiqu'il en soit, ce rapport n'existe point que je sache
et n'a pas été imprimé. Le Prince étoit Chimiste lui-
même et amateur célèbre de cette science; il l'avoit
rétablie en Piémont moyennant aussi les secours de
Louis Birag, alors Préfet de Coni, et il avoit long-
temps travaillé lui-même à la pratique conjointement
avec Erasme Vigna, Médecin de Carignan; peut-être
que connoissant la supériorité de son jugement à cet

*porté à croire qu'il faut rapporter à ces thermes ce qu'il
dit dans l'article de celles de Vinaj, des thermes de
Voghera:* Jactant et in his finibus ad Curium vicum
prope Vogheram nobile Oppidum ineuntes noviter bal-
neas etc. *Sans doute qu'il a écrit Voghera pour Vaudier, car ils n'existerent jamais des thermes à Voghera.
On peut remarquer d'ailleurs dans l'article de Baccius
que je cite, que ce Médecin n'étoit pas fort savant dans
la Géographie du Piémont. Celà étant, ces mots ineuntes noviter indiquent que l'établissement de ces bains ne
doit guère remonter au-delà du temps qu'il écrivoit.*

égard il se borna à connoître lui seul le résultat des recherches de la Société des Médecins, et c'est peut-être en conséquence de son propre jugement qu'il encouragea l'établissement de ces bains, dont la renommée pouvoit bien s'être étendue par la guérison qu'ils venoient d'opérer dans la personne de Madame Violante de Savoye, Comtesse de Cremieu. Je suis cependant très-porté à croire que le résultat général des recherches de ce comité de Médecins doit nous être connu, puisque Gallina qui peu après a écrit le premier ouvrage qui ait paru sur ces bains, annonce qu'il profita des travaux d'Erasme Vigna, et il est à croire que ce Médecin Chimiste eût été du nombre de ceux que l'on avoit envoyé au sources, ou du moins que coopérateur aux expériences du Prince il eût du être à part du résultat de la Société qui n'aura manqué de le faire connoître à Gallina. Quoiqu'il en soit, nous allons jetter les yeux sur l'ouvrage de celui-ci, et on jugera par cet écrit également de l'état des bains et de celui de la Chimie en ce temps-là.

§. II.

État des bains en 1574.

J'ai déjà remarqué que le premier ouvrage qui ait paru sur ces bains, est celui de Gallina, imprimé en 1575. Il a pour titre : *Francisci Gallinae Medici Carmagnoliensis Tractatus de Balneis Vinadj, et Valderj apud Pedemontanos*, sans date de lieu et sans nom d'imprimeur. C'est au xvii Chapitre que l'Auteur commence traiter des bains de Vaudier. Gallina fait mention de deux sources aux pieds de la montagne la Stella, l'une froide et l'autre tiede dont on ne faisoit aucun usage. Les eaux de cette derniere ont été dans la suite employées, et la source est celle que l'on appelle maintenant *Source de S. Lucie.* Aux pieds du Matto il y avoit trois sources dont les eaux étoient recueillies dans des canaux en bois, remplis d'impuretés et immondices et portées dans les bains et dans un réservoir pour les douces. Il y avoit alors sept chambres fort incommodes et seulement trois cuves pour les bains. En rapprochant ce que dit Gallina de ces bains, avec ce qui se passe dans nos bains en général, on est bien convaincu des progrès que dans la suite la Philosophie a fait faire aux bonnes moeurs. Gallina en annonçant ces bains dit que *promiscue lavantur viri, et mulieres,* et a remarqué fort-à-propos que *hac in re, si Varroni credimus, antiquos diligentiores nobis esse cognovimus; hi enim tanti faciebant mulierum honestatem, ut eas in balneis ab aspectu virorum remotas esse vellent:* il est à croire que cette pratique étoit suivie également dans tous les bains en général, puisque le reproche de Gallina ne retombe pas en particulier sur ceux de Vaudier ; nos moeurs ont heureusement changé. Peu loin de ces trois sources il y en avoit trois autres fort chaudes dont l'une est appellée *source des poules,* peu sulphureuse ; cette source existe maintenant et on la connoit sous le nom de *bouillon des poules.* Gallina a remarqué que les eaux de ces trois sources perdent leur odeur sulphu-reuse par le refroidissement, il en conserva long-temps, et il a trouvé que même après une année ces eaux étoient aussi limpides que celles de la source, et que par leur odeur et saveur n'étoient pas differen-tes de l'eau commune. L'auteur décrit dans la suite une septieme source placée au bas des rochers au-des-sous de celles que nous venons de connoître. Les eaux de cette source fort chaude n'étoient destinées qu'à échauffer par la vapeur une étuve qu'on y avoit pratiquée. Je suis porté à croire que cette source est la même que celle qu'on appelle maintenant *la source des anciennes boues*, et qui fournit les eaux pour le logis des pauvres de Vaudier. Pour juger de l'état des bains au temps de Gallina il suffit de remarquer qu'il donnoit la préférence à ceux de Vinaj par celà seul qu'à ces derniers bains les chambres étoient couvertes de toits. Gallina a fort bien remarqué que l'air de ce climat est d'une très-grande salubrité.

§. III.

Des recherches de Gallina sur la nature des eaux.

Pour ce qui tient à la nature des eaux, Gallina dit qu'elles donnent du nitre *, un peu de soufre et une

---

* *Il est à croire que par le mot nitre on vouloit in-diquer le* natrum *des anciens ou le carbonate de Soude.*

7

partie de terre ferrugineuse (*rubrica sinopica*) et il ne
nie pas, d'après l'opinion d'autres Chimistes, l'existence d'une petite partie de sulphate d'alumine et de
sulphate de fer. Il croit cependant que l'existence du
sulphate d'alumine il n'est guère possible de la démontrer, parceque la saveur du résidu que laissent les
eaux après l'évaporation, n'est nullement astringente.
Gallina a évaporé une très-grande quantité de ces eaux
et il a tiré du résidu du soufre et du nitre, et de ce
que ce résidu étoit jaunâtre, il admet l'existence du
sulphate de fer ou bien de l'oxide de ce métal *rubrica sinopica* *. Les eaux distillées bien de fois par
lui et par bien d'autres, et en particulier par Erasme
Vigna de Carignan, ne leur ont fourni rien d'important. Il finit en ajoutant que quoiqu'il ne soit pas possible d'y découvrir l'existence du sulphate d'alumine,
il doit y en avoir une très-petite partie par celà seul
que l'application de ces eaux arrête le sang. L'auteur
passe ensuite à l'examen de leur efficacité médicale,
qu'il détermine également d'après l'observation des effets qu'elles produisent dans différentes maladies, et
d'après le résultat de ses expériences chimiques sur la
nature des eaux. Cette partie ne doit entrer dans le
plan de cet ouvrage.

* *La* rubrica sinopica *des anciens Chimistes étoit une
terre argilleuse mélée d'oxide de fer, telle que le bol
d'Arménie et les terres bolaires.*

§. IV.

Des Auteurs qui ont écrit des bains de Vaudier depuis Gallina jusqu'en 1725.

Il est à croire que les soins d'Emanuel Filibert que j'ai rappellés dans le paragraphe précédent, avoient beaucoup répandu chez nous le goût de la Chimie, puisque les ouvrages qui traitent des eaux minérales du Piémont, se succederent rapidement les uns aux autres. Il parut d'abord après celui dont je viens de rendre compte, un traité de Bianzalle en 1603, dont je ne puis malheureusement que rappeller le titre *, parcequ'il ne m'a pas été possible de le consulter, n'existant dans la Bibliotheque de l'Université et pas même dans celles des Archives ; et celui-ci a été bientôt suivi d'un troisieme de Mr. Leveroni. L'ouvrage de ce dernier a été imprimé au Mondovì en 1606 avec ce titre : *Trattato de' Bagni della Città d' Acqui in Monferrato, e di Vinai, e Valdieri in Piemonte.* Il paroît que Leveroni n'a pas fait des expériences sur la nature de ces eaux, dont il juge cependant d'après sa théorie. Il n'admet pas tous les principes que nous avons remarqués dans l'ouvrage de Gallina, et il borne les principes de ces eaux à très-peu de nitre, de soufre et de la terre mêlée d'hématite.

* *Della natura, e qualità de' Bagni di Vaudier, e Vinadio.* Torino 1603.

On doit placer encore au nombre des auteurs qui ont écrit de ces bains, *Charles Arpinus*. Ce Médecin nous a donné en 1614 une traduction de l'ouvrage de Gallina, fort augmentée de notes, et il a traité aussi des bains dans sa *Synopsis regionis Pedemontanae, et Alpium ambientium, cum adnotationibus ad tractatum de Balneis*; mais il n'a considéré les eaux que d'après leur efficacité médicale.

Il en est de même de César Mocca, qui en donnant un chapître particulier à la nature, et l'usage des eaux de Vaudier dans ses consultations de Médecine * pag. 216, ne fait qu'ajouter que ces eaux contiennent du sulphate d'alumine, du soufre, un sel minéral dont il n'indique pas la nature, et de la terre ferrugineuse.

Mais à ces ouvrages a bientôt suivi un traité sur les bains de Vaudier en particulier; c'est celui de *Caranta de Balneis Vaudier*. Il n'a pas été possible de consulter cet ouvrage qui n'existe aucune part dans nos collections les plus choisies, et je ne l'annonce que d'après le catalogue de Rossotti qui n'indique pas même l'époque de sa publication; mais je le place ici, parceque les ouvrages que nous avons de cet Auteur, ne datent pas avant de 1623. Il existe de cet ouvrage un exemplaire dans la pitoyable bibliothèque d'un vieux Médecin d'Entraques, la patrie de l'Auteur, mais on n'a pu obtenir de sa bienséance de le pouvoir consulter; et puisque l'on doit tant d'égards aux Savants qui s'inté-

* *Caesaris Mochae etc. Consilia Medicinalia.* Taurini 1620.

ressent à l'instruction du Public, je ne puis oublier cette occasion favorable pour donner à ce Médecin des témoignages publics de ma parfaite reconnoissance.

Le dernier des ouvrages qui doivent être considérés dans ce paragraphe, est celui de Barisano, imprimé à Turin en 1674 *. C'est le plus considérable qui ait paru sur ces bains, mais on y a cependant fort peu traité de la nature des eaux. Barisano se borne à réfuter les principes que ses prédécesseurs avoient annoncés; il ajoute que Campeggio Apothicaire et Chimiste très-exercé y a trouvé du soufre, du nitre et la premiere fois quelques portions d'arsenic; et il termine en avouvant franchement que les principes qui minéralisent ces eaux qu'il honore du titre de merveilleuses, forment un secret de la nature au-dessus de notre entendement.

§. V.

De l'analyse des eaux de Vaudier, par Fantoni.

Le dernier ouvrage qu'on a publié sur les eaux de Vaudier, et auquel celui que je présente au Public doit suivre, est celui de Fantoni. Ces sont deux Mémoires adressés par l'auteur au célèbre Lancisi et im-

* La piscina salutare in Piemonte ne' Bagni di Valdieri, istoriati, e descritti da Francesco Domenico Barisano. Torino 1674 per Bartolommeo Zappata.

primés à Geneve chez Bousquet en 1725 avec ce titre : *De Thermis Valderianis dissertationes duae.* Ce
Savant célèbre qui étoit alors Médecin du Prince Royal
de Piémont et Professeur en l'Université, avoit des
connoissances très-étendues en Chimie, et on verra
bientôt qu'il traita son sujet d'une maniere très-distin-
guée. On est étonné de la précision et de la méthode
qu'on trouve dans son ouvrage, également que de l'é-
légance et de la clarté de son style et de la purete
de sa diction, et on ne regrette que l'état pitoyable
où se trouvoit encore la Chimie aux temps qu'il nous
donnoit ses ouvrages.

Mr. Fantoni a examiné également les eaux à la
source, et les eaux long-temps conservées; il les essaya avec les réactifs dans ces deux états et il en com-
para également le résidu; il a suivi en un mot la route
la plus philosophique et la plus exacte.

En examinant les propriétés physiques des eaux il
s'attacha avant tout à leur température. C'est un fait
qui pourroit jetter quelque lumière dans l'histoire des
thermes que de pouvoir comparer leur température
dans des temps reculés avec leur température actuelle;
mais on ne peut malheureusement reposer avec confiance sur les essais de Fantoni sur ce sujet. Il ne nous
a pas fait connoître les instruments dont il a fait usage,
et lorsque même on lui supposeroit le thermometre le
plus exact de son temps qu'il ne seroit pas difficile de
rapporter aux nôtres, on n'auroit rien d'exact, car ce
Savant nous a fait remarquer que la liqueur de son
thermometre qui s'éleva bientôt à 60 degrès, la tem-

pérature de l'atmosphere étant 30, auroit marqué une température bien plus grande, si la marche de son thermometre eût été étendue au-delà de ce terme. Mr. Fantoni remarque encore que la température de ces thermes ne doit pas être constante, et il croit même que la même chose arrive dans toutes les thermes en général; mais il ne s'appuye malheureusement que sur la foi des baigneurs qui lui assuroient que l'année précédente la chaleur des eaux étoit plus grande, et on sait qu'il n'est pas possible de juger de ces différences d'après des sensations et surtout des sensations éprouvées il y a long-temps, et comparées à celles qu'on éprouve à l'instant. Mr. Fantoni a trouvé que les eaux à la source sont limpides; mais en les transportant à Turin il les a vu déposer une membrane cendrée qu'il compare à une toile d'araignée, et qui troubloit la limpidité des eaux.

La pésanteur spécifique des eaux de Vaudier étoit moindre de celle des eaux du Gesse. Il paroît cependant qu'il a jugé de cette pésanteur à la source, c'est-à-dire à la même température dont elles jouissent en jaillissant des rochers.

L'odeur de l'eau à la source étoit fort désagréable, et étoit même sensible au loin des environs; on pouvoit aisément y distinguer des caracteres sulphureux; mais l'odeur du soufre n'étoit guère plus sensible dans les eaux transportées à Turin.

En jugeant de l'action de l'air sur les eaux sulphureuses de Vaudier, Mr. Fantoni a remarqué qu'indépendamment des mousses elles déposent des flocons blancs rougeâtres, très-blancs et luisants qu'il compare à la nacre de perle et au satin ; il les juge d'abord sulphureux, et bientôt après, je crois plus justement, de la nature même des mousses.

Parmi les propriétés physiques il range l'action de ces eaux sur des lames d'or et d'argent. La couleur jaune de l'or y acquiert de l'intensité, et l'argent devient brun.

Après ces recherches préliminaires Mr. Fantoni a essayé les réactifs. Ceux dont il a fait usage, sont l'ammoniaque, la teinture de noix de galle, le sirop de violettes, le muriate oxigèné de mercure, le sulphate de fer, celui d'alumine, l'acide sulphurique, l'acétite de plomb, et le carbonate de potasse non saturé.

Il paroit n'avoir essayé les deux premiers qu'à la source, et ils n'ont produit aucun changement dans les eaux.

Le sirop de violettes au contraire verdissoit constamment, mais avec les eaux transportées à Turin il ne faisoit plus que jaunir.

Les eaux prises à la source précipitoient de l'instant le muriate oxigèné de mercure. Le précipité étoit blanc ; mais les eaux transportées à Turin ne le précipitoient pas. C'est d'après ces deux dernieres expériences que Mr. Fantoni jugeoit de l'existence d'un alkali libre dans les eaux de Vaudier, et de ce que le muriate oxigèné de mercure n'étoit plus précipité par les eaux transportées à Turin, il jugeoit encore qu'une partie de cet alkali s'y trouvoit dans l'état d'une très-grande subtilité. On verra bientôt que l'alkali qu'il y supposoit d'après ces expériences, étoit celui de la soude qu'il indiqua assez par le mot *nitre* des anciens. J'ai dit que l'alkali de la soude n'étoit que supposé, parceque maintenant on peut juger que cet alkali n'existoit pas, par celà seul que le muriate oxigéné de mercure étoit précipité en blanc dans les expériences de Fantoni, et que l'on sait que ce sel est précipité en brun par les alkalis fixes. Il lui eût été bien plus facile encore de se détromper sur l'existence de cet alkali, lorsqu'il versoit dans les eaux des dissolutions de sulphate de fer et de sulphate d'alumine. Le mêlange de ces sels avec les eaux ne lui présentoit pas le moindre changement, et on sait cependant que ces deux sels sont également décomposés par la soude. Mais on ne connoissoit pas alors les affinités chimiques, et je ne remarque ces circonstances que pour annoncer aux Médecins qui aiment encore se rapporter aux anciennes analyses des eaux, qui nous ont été fournies par des hommes célèbres, combien il est dangereux de juger de leur efficacité médicale d'après les principes qu'ils prétendent y avoir découvert.

L'acide sulphurique y précipitoit une terre blanche; ce précipité étoit même abondant; mais on remarquera encore dans la suite de cette analyse qu'il est à croire que Mr. Fantoni employa de l'acide sulphureux.

L'acétite de plomb et le carbonate de potasse non saturé n'ont étés employés par Mr. Fantoni que sur les eaux transportées à Turin. Le premier étoit bientôt décomposé et précipité en blanc, ce que confirme assez bien l'observation de Gallina également que celle de Fantoni par rapport à la perte des principes sulphureux par le transport, et la conservation de ces eaux. Le dernier ne troubloit pas les eaux de Vaudier.

L'évaporation des eaux lui donna un résidu rougeâtre, dont la couleur changeoit cependant suivant le degré de chaleur qu'on appliquoit aux eaux. La saveur de ce résidu étoit un peu piquante, salée; il faisoit également effervescence avec les acides muriatique, nitrique et sulphurique. M. Fantoni a lixivié ce résidu, et il en tira un sel dont l'odeur lui parut urineuse, et de la terre insipide. Il a évalué que 10 onces d'eau lui fournissoient un grain de sel, et 3 de terre. Il a versé de l'acide sulphurique sur ce sel, et il s'excita une très-grande effervescence avec dégagement de beaucoup de bulles d'air. Cette circonstance ajoutoit sans doute à l'opinion de M. Fantoni sur l'existence de son alcali. Il a essayé le muriate oxigèné de mercure sur la dissolution de ce sel, et le mêlange se troubla, et se précipita en blanc. L'acetite de plomb fut également précipitée en blanc, et le précipité étoit plus abondant. Ce sel verdissoit le sirop de violettes, et rétablissoit même la couleur du papier bleu rougi par les acides; mais lorsqu'il mêloit de ce sel à la teinture de noix de galle, il ne put observer aucun changement.

La terre que M. Fantoni a separée de ce sel ne put se dissoudre pas même en partie dans l'acide aceteux; faisoit une effervescence continuelle avec l'acide nitrique, et très-peu avec l'acide sulphurique. En promenant le barreau aimanté sur cette terre il ne put découvrir aucune trace de fer, non plus que par la teinture de noix de galle qu'il broya avec elle. De ces expériences M. Fantoni en jugeoit avant tout, que les médecins qui l'avoient précédé dans l'analyse de ces eaux s'étoient trompés, et que les prétendus nitre, oxide de fer, sulphate d'alumine et de fer n'y existent pas ; et il en a conclu que les eaux de Vaudier ne contiennent que du soufre, de la soude, et de la terre alcaline. Ceux qui connoissent l'état actuel de la chimie jugeront aisement que le reproche que Fantoni a fait à ses prédécesseurs, doit être fait à lui-même ; mais on avouera toujours que ce médecin célèbre a su profiter de toutes les lumières de la chimie de son temps.

Je remarquerai encore ici que Fantoni a fait quelques expériences sur l'action de ces eaux sur la pierre de la vessie. Elles tiennent également à l'histoire chimique de ces thermes, et j'ai moi-même souhaité de les constater lorsque je n'ai plus réussi de me procurer de ces pierres. Le célèbre Blondel avoit déjà observé que les eaux sulphureuses ont de l'action sur les pierres de la vessie ; Fantoni en a constaté les effets par les eaux de Vaudier ; et il s'est assuré que l'action de ces eaux est indépendante de leur température, de l'action de l'eau pure, et qu'elle tient absolument à leur nature sulphureuse. M. Cappa Professeur de chirurgie à Coni qui a répété ces expériences nous assure que l'action des eaux sulphureuses de Vaudier sur les pierres de la vessie est très-grande. On trouvera dans la suite de cet ouvrage des nouveaux fondements à croire que les eaux de Vaudier doivent exercer sur les pierres de la vessie une action plus marquée de celle que l'on connoit aux eaux sulphureuses en général, et on verra encore dans la section 3ᵉ que les calculs de la vescicule du fiel en sont dissous d'une manière très-complète.

Aux ouvrages que je viens de rappeller je pourrois ajouter encore celui qu'a publié dernièrement le Doct. Forneri: *Della febbre linfatico-biliosa, dalla quale è stata travagliata la città di Cuneo, ed alcuni luoghi della provincia negli anni 1774 e 1775: 8. Mondovì.* Mais ce médecin en traitant de l'efficacité des bains de Vaudier, n'a rien dit de la nature de ses eaux, et ce n'est que dans la 3ᵉ section de cet ouvrage que l'on pourra s'arrêter sur ce qui tient à leurs propriétés médicales.

§. VI.

Etat des bains de Vaudier en 1725. et leur état actuel.

On a vu par l'extrait que j'ai donné de l'ouvrage de Gallina que l'état de ces bains étoit fort pitoyable en 1574. On pourra juger encore des encouragemens que dans cet intervalle l'on a donné à ces bains en comparant leur état de ces tems-là avec celui du tems de Fantoni en 1725. Ces bains étoient également negligés de son temps au rapport de ce médecin célèbre. Il n'y avoit qu'un très-petit nombre de récipiens pour les bains; presque pas de chambres, et quoiqu'il n'y eut que trois ou quatre malades chaque année, ils étoient forcés à se former des chambres avec des branches d'arbres pour se préserver de l'air. Toute communication étoit intterrompue entre ce lieu solitaire et les villes des environs, et il étoit même très-difficile de se procurer les alimens nécessaires pour le soutien de la vie. Les bains mêmes de Sainte Lucie rétablis lors du séjour que y a fait Madame R. de Savoie en 1668 étoient si bien tombés dans l'oubli, que Fantoni qui en souhaitoit la restauration étoit presque porté à en désespérer complètement. Mais on va voir que contre son attente ses vœux ont été complètement remplis, et on jugera bientôt que les progrès de ces bains ont été plus rapides de ce qu'on l'auroit jugé au temps qu'écrivoit Fantoni ; on verra que les Princes, à la munificence desquels il vouvoit cet établissement utile n'ont pas manqué de lui donner de l'encouragement, et que même dans l'état où ils se trouvent maintenant ces bains, doivent occuper un rang distingué parmi les établissements de ce genre qui existent en Italie. Le Roi Charles-Emmanuel III a d'abord donné de l'encouragement à ces bains, et ceux qui regardent la source de Sainte Lucie qui lui appartiennent en particulier, ont été reformés lors du séjour de ce Prince en 1755. Le Roi Victor-Amé III y ajouta encore des encouragements nouveaux ; le logis en bois a été par ses soins rétabli en maçonnerie depuis 1781 à 1783 ; le nombre des chambres fort propres a été beaucoup augmenté, on y a ajouté en un mot tout ce qui tient à l'aisance, et il ne reste presque rien à désirer. La Commune de Vaudier a donné de même de son côté des témoignages d'attachement à ces thermes, et paroît avoir appris, que la restauration et la conservation de ces bains tient à ses propres intérêts également qu'à sa gloire. On y a construit dernièrement trois grands logis, qui renferment un très-grand nombre de chambres fort propres à recevoir honnêtement même le beau sexe du plus haut rang. On y a arrangé de toutes parts des allées agréables, et assez bien soignées, où l'on peut se promener à son gré, et en y ajoutant encore des traces d'agriculture et de jardinage on a fait complétement disparoître toute l'horreur qu'inspiroit jadis ce lieu solitaire. Les efforts de la Ville de Vaudier ont été encore infiniment secondés par ceux de M. Cappa Professeur de chirurgie à Coni, et par M. Bluva Chirurgien de Vaudier; et les malades qui se portent maintenant en grand nombre à ces thermes y trouvent par les soins de ces Messieurs tous les secours que peut fournir l'art de guérir. C'est encore à leurs soins que l'on doit la communication assidue qui existe entre ce lieu et les villes de Vaudier et Coni, et avec toutes les villes du Piemont, qui ne laisse rien à désirer. Leurs lumières ont exercé une très-grande influence sur les sources mêmes, et les eaux sulphureuses. Les premières sont assez bien soignées, et ces dernières qui en parcourant jadis d'assez longs traits dans des canaux de bois, étoient exposées à l'air libre, et infiniment modifiées avant que d'arriver dans les bains, ont été renfermées, et par-là garanties de l'influence dangereuse du contact de l'atmosphère. Les bains mêmes ont été augmentés en grand nombre, et une grande partie de ceux qui existoient en bois, ont été reformés en maçonnerie enduite de cement. Les boues ont été disposées avec beaucoup de connoissance, ainsi que les douches, et les chambres à suer, et dernièrement on y a formé encore l'établissement d'une chambre, où l'on a arrangé un robinet, par lequel on peut faire respirer aux malades la vapeur sulphureuse des eaux. Cet arrangement qui manque dans la plus grande partie des établissemens de ce genre promet sans doute beaucoup de succès dans plusieurs maladies. En un mot on trouve à ces bains tout ce qui peut être nécessaire aux comodités de la vie, à l'aisance et à la guérison des maladies qu'on doit traiter par des bains sulphureux.

A ces efforts très-heureux il ne reste à souhaiter qu'une plus grande perfection dans la route qui conduit aux bains, depuis l'extremité de la vallée de Vaudier jusqu'aux sources. Cette route n'embrasse que très-peu d'étendue, est déjà en assez bon état, et pourroit aisement et sans beaucoup de dépenses égaler celles de nos plaines; les malades pourroient alors être transportés dans leurs voitures jusqu'aux bains; et la prospérité de ces thermes seroit à jamais assurée. Osons attendre de nouveaux efforts de la Commune de Vaudier, et osons tout espérer de la munificence de nos Princes; on a vu que c'est après la victoire, et des lauriers qu'Emanuel-Philibert encouragea ces thermes; et ce sera au retour de la paix que ses successeurs ajouteront le dernier aux traits de bienfaisance, dont cet établissement a été comblé par leurs Pères.

CHAPITRE II.

DESCRIPTION DES DEUX SOURCES PRINCIPALES, ET DES PROPRIÉTÉS PHYSIQUES DES EAUX.

————

§. I.

Description des sources.

Les auteurs qui ont écrit des bains de Vaudier ne paroissent pas avoir assez bien caractérisées les différentes sources qu'ils ont examinées, et lors même que la révolution des temps n'auroit produit sur ces sources aucun changement, en comparant leurs descriptions il seroit difficile de juger si les expériences de ces différents auteurs roulent sur les mêmes eaux. Pour éviter à jamais cette confusion nous avons préféré de fixer la nomenclature de chaque source, et nous avons appellé du nom de S. Martin et de S. Laurent protecteurs de la ville de Vaudier les deux principales, qui, je crois ne forment qu'une même source divisée par le rocher, et qui fournissent les eaux aux bains du logis le Paradis, et du logis inférieur. Ces deux sources sont placées aux pieds de la montagne le Matto presqu'au centre d'une espèce de rondeau en demi-cercle formé par des arbres environnans au commencement, au-dessus,

et à droite de l'allée qui conduit à la montagne de S.
Jean. Les eaux jaillissent conjointement avec des petites
bulles d'air de bas en haut des fentes du même rocher
composé d'une espèce de gneis granitique à petit grain
très-dur. Il est difficile de juger de la nature de l'air qui
jaillit du fond des eaux, et des mêmes fentes de ce
rocher. Nous n'avons pu en recueillir assez pour le
soumettre à des expériences exactes, et à en juger par
nos observations on seroit porté à croire que c'est moins
du gaz de la nature de celui qui minéralise les eaux,
dont on verra qu'elles pourroient être beaucoup plus
saturées, et dont il ne se développe aucun gaz par
l'agitation, que de l'air atmosphérique mêlé aux eaux
par la disposition du rocher, et vomi ensuite par ces
mêmes fentes d'où jaillit l'eau sulphureuse. Les eaux
sont arrêtées d'abord dans une espèce de récipient
formé par la nature dans le rocher même, dont elles
découlent ensuite par des larges fentes creusées aussi
par la nature pour se mêler ensuite aux pieds du même
rocher avec les eaux d'une troisième source placée au-
dessus de celles-ci, dont nous aurons occasion de traiter
dans la suite, et passer conjointement par des canaux
souterrains dans les bains du logis le Paradis, et du
logis inférieur.

C'est après que les eaux ont parcouru quelques pas
au-dehors, et au long du rocher même que l'on commence observer au fond de l'espèce de ruisseau qu'elles
forment, un sédiment rougeâtre que l'on reconnoît
bientôt pour de l'oxide de fer; et c'est sans doute à
des observations de ce genre que tient l'opinion des

anciens auteurs (que nous avons vue) sur l'existence de cet oxide dans les eaux ; mais pour peu que l'on jette les yeux sur ce qui se passe ici, on s'apperçoit que ce dépôt tient complétement à des pierres ferrugineuses qu'elles rencontrent, et décomposent dans leurs cours.

Le rocher qui ne paroît s'élever au-dessus de la terre qui l'environne de toutes parts que pour fournir les eaux de ces sources, est environné de terre végétale fournie sans doute par les feuilles de gros arbres qui environnent le demi-cercle, qui y tombent abondamment et y pourrissent. Là il se forme une couche de terre d'environ deux pieds d'hauteur, et fort peuplée de plantes, dont le rocher paroît arroser les racines par les eaux mêmes sulphureuses, et qu'on est fort étonné de voir végéter avec vigueur dans un fond, dont la température à un demi pied de profondeur, surpassée le plus souvent par leurs racines, marque constamment 18 à 20 degrès au-dessus de celle de l'atmosphère.

§. II.

Plantes, qui végètent aux environs des sources.

Au nombre de ces plantes on trouve d'abord dans la cavité même du rocher où s'arrêtent les eaux de ces sources, et à un pied environ au-dessus de la surface de l'eau dans une température presque constante de 35 à 40 degrès du thermomètre de Reaumur l'*adyan-tum capillus Veneris*, et en examinant de près celles qui végétent dans le terreau qui entoure le rocher, et dont l'étendue ne va pas au delà de 25 pas, on est surpris d'y en trouver une si grande varieté, et d'y remarquer en même temps des plantes propres à des climats et à des terreins infiniment différents. On pourra en juger par le nombre que je vais rappeller ici, et qu'on pourroit sans doute augmenter beaucoup en ob-servant les plantes qu'y croissent dans d'autres temps que ceux où nous avons examiné ce petit espace de terrein.

A côté du rocher y végètent les suivantes.

Leontodon taraxacum L.	*Hieracium dubium*
Tormentilla erecta	*Pinguicula vulgaris*
Plantago lanceolata	*Gentiana centaurium*
Parex flava	*Hipericum tetragonum*
Licopus europæus	*montanum*
Lythrum salicaria	*perforatum*
Eupatorium canabinum	*Gnaphallium arenarium*
Holcus lanatus	*Parnassia palustris*

Et ensuite quelques pas au-dessus du rocher en re-montant la montagne

Crysanthemum leucantemum	*Veronica anagallis*
Epilobium hirsutum	*Linum catharticum*
tetragonum	*Antoxantum odoratum*
Marcantia polimorpha	*Miosotis palustris*
Pteris aquilina	*Scorzonera laciniata*

Achillea millefolium
Hedera helix
Geranium nodosum
Gallium mollugo
Sempervivum tectorum
    aracnoideum
Saxifraga purpurea
Clinopodium vulgare
Asclepias vincetossicum
Sedum dassipillum
    rupestre
Trifolium pratense
Valantia cruciata
Hieracium alpinum
Daucus carota
Betonica officinalis
Thimus serpillum
Lichen caninus
    pixidatus
Fragaria vescæ
Inula salicina
    dissenterica
Asphodellus luteus
Prunella vulgaris
Arum maculatum
Fraxinus vulgaris
Rubus fruticosus
Origanum vulgare
Verbena officinalis

Rosa canina
Galeopsis tetrait.
Malva alcea
Sonchus oleraceus
Solanum dulcamara
Viola martia
Humulus lupulus
Bromus asper
Camus communis
Carduus lanceolatus
Corylus avellana
Urtica dioica
Poligonum convolvulus
Sthachys silvatica
Millium effusum
Ciperus flavescens
Salvia glutinosa
Mercurialis perennis
Mentha aquatica
Ranunculus repens
Rumex patientia
    pulcher
    diginus
Coreopsis bidens
Potentilla reptans
Spiræa ulmaria
Teucrium scordonia
Ophris spiralis

Je pourrois remarquer encore qu'au nombre des plantes que je viens d'annoncer il s'en trouve plusieurs dont l'examen présente des différences d'après lesquelles on pourroit peut-être les regarder comme des variétés, ou peut-être même des espèces inconnues; mais je n'aime pas d'appesantir sur des recherches étrangères à mon but, d'autant plus que le docteur Balbis qui examina ces différences avec toute l'exactitude qu'on lui connoit, pourroit peut-etre un jour les faire connoître conjointement aux nouvelles plantes dont ses recherches sur ces montagnes auront un jour à enrichir notre flore nationale.

§. III.

Température des sources.

Pour juger exactement de la température des sources nous avons eu tous les soins de n'employer que des thermomètres exacts, et très-comparables entr'eux, et de rectifier également nos observations à différentes heures du jour, lors surtout que la température varie le plus, lorsqu'il arrivoit quelque changement dans l'atmosphère, tel que des pluies continuées, des orages, lorsque les rayons dardoient sur les sources etc. Le thermomètre à mercure de la division de Reaumur nous donnoit également aux deux sources 51 degrès, et cette température que nous avons trouvée constamment la même, ne nous a pas paru varier d'une manière sensible quelques soient l'état, et les changements, qui arrivent dans l'atmosphère. Pour juger encore de l'adhérence de cet excès de calorique on a évalué avec soin le temps au bout duquel la température des eaux s'équilibre avec celle de l'atmosphère ; nous avons rempli d'eau sulphureuse à la source un recipient qui en contenoit 25 pintes, et qui présentoit la surface d'un pied environ au contact de l'air, et avons remarqué que la température de ces eaux s'équilibre avec celle de l'atmosphère, qui lors de notre expérience étoit 14 en 1 heure et 52 minutes.

Dans le temps même de nos expériences sur la température de ces sources on nous annonca un phénomène qui eût été fort singulier s'il étoit vrai. Ce phénomène étoit d'autant plus propre à attirer notre attention qu'on le disoit constaté par des expériences exactes que y avoit fait avant nous un médecin fort célèbre. C'est que ces eaux sulphureuses ne peuvent guères aisement recevoir du calorique au delà de ce terme qui leur est fourni par la nature, de façon que par l'application d'une meme quantité de calorique on parvient à chauffer jusqu'au terme de l'ébullition bien plus promptement les eaux du Gesse, dont la température n'est que 10, que ces eaux sulphureuses, qui d'après nos expériences contenoient 41 degrès de calorique de surplus. Nous avons cherché à le verifier avec tous les soins que paroissoit exiger une pareille expérience. On a formé un bain de sable bien desseché, on l'a chauffé également, et lorsque deux thermomètres exactement comparables placés à côté l'un de l'autre marquoient 30 degrès, on les a tirés, et on enfonca à leur place deux verres remplis l'un d'eau des sources sulphureuses dont la température étoit alors 50 degrès, et l'autre d'eau de Gesse à 10. La capacité, la figure, l'épaisseur du verre et toutes les circonstances étoient exactement les memes dans chacun, mais la marche du calorique ne nous a pas paru differer dans les deux verres. Deux thermomètres étoient plongés dans chacun des deux verres; et on observa bientôt que la température de l'eau sulphureuse étoit 50 lorsque celle de l'eau du Gesse étoit 30, et ainsi de suite jusqu'au 75. A ce degré les eaux sulphureuses étoient dans un mouvement d'ébullition sensible, et celles du Gesse ne parurent y entrer completement qu'au 78. Cette expérience nous confirma qu'il faut moins de calorique pour l'ébullition des eaux sulphureuses, que pour celle de l'eau commune, ce qui avoit déjà été observé sur l'eau d'Enghien.

§. IV.

Limpidité, odeur, saveur, et pesanteur spécifique.

Limpidité. En examinant ces eaux à la source même, et dans le reservoir formé dans le rocher, on les trouve parfaitement sans couleur; et en en remplissant des verres que l'on a conservé quelques heures plongés dans la source pour les garantir de l'agitation, que le jaillissement y pourroit produire on n'a non plus observé la moindre trace de trouble; il ne se dépose pas dans le verre aucun sediment, et on peut je crois prononcer avec toute confiance qu'il n'existe aucune matière hétérogène en état de suspension dans ces eaux puisées directement à la source. Cependant si on les conserve long-temps dans des verres, leur limpidité est assez modifiée après le refroidissement, elles prennent un coup d'œil sensiblement louche, deviennent visqueuses, et en examinant avec soin leur surface latérale on y observe de l'adhérence aux parois intérieurs, mais il ne se forme non plus aucun sédiment au fond du verre ; pas même de ces flocons lamelleux observés par M. Fantoni, qui très-apparemment ne sont que le développement de ces mousses, auxquelles donnent abondamment origine de toutes parts.

Odeur. L'odeur comme celle de toutes les eaux sulphureuses assez désagréable est celle des œufs couvés. On en est affecté même quelque temps avant que d'approcher des sources, ce qui très-apparemment vient de la quantité de ces eaux infiniment grande, qui découle des deux montagnes opposées, et qui jaillit même au long de la rivière, ou peut-être encore des courans d'air continuels dont on a vu que l'atmosphère de ce climat est sans cesse agitée ; car en examinant de près l'odeur de ces eaux dans un verre, on la trouve beaucoup moins désagréable, que celle dont on est affecté au loin même des sources. Maintenant on sait d'ailleurs que le gaz qui minéralise les eaux sulphureuses n'est pas sitôt décomposé par l'air atmosphérique qu'on l'avoit imaginé. Cependant l'odeur de ces eaux disparoît d'une manière presque complete ainsi que toutes leurs propriétés sulphureuses par le simple refroidissement. J'ai remarqué dans le précédent § combien il faut de temps à ces eaux pour se mettre en équilibre avec la température de l'atmosphère, et en joignant ces deux circonstances on jugera de l'adhérence du gaz sulphureux aux eaux de ces sources. Lorsque l'eau est completement refroidie on ne sauroit mieux comparer son odeur qu'à celui des feves cuites.

Saveur. La saveur de l'eau puisée à la source n'est que celle de l'eau distillée impregnée de gaz hidrogène sulphuré, sans doute parce que cette saveur qui affecte en une fois l'organe du goût et celui de l'odorat, l'emporte sur la saveur que lui donnent dans la suite les autres substances qui les minéralisent, et je serois même très-porté à croire que cette saveur que j'appellerai hepatique, tient moins à l'impression qu'elles excitent sur l'organe du goût que sur celui de l'odorat. Ce qui est certain c'est que dès que l'eau est completement refroidie on peut y distinguer de la salure accompagnée d'une legère amertume, qui ne sont pas décidemment caractérisées dans les eaux recemment puisées à la source.

Pesanteur spécifique. L'areomètre de Baume plongé dans le reservoir à la source s'y est enfoncé au delà du terme de l'eau distillée; mais dès qu'on a laissé refroidir les eaux, leur pesanteur spécifique se trouve sensiblement plus grande que celle de l'eau distillée, et plus grande encore que celle de l'eau du Gesse dont j'ai parlé dans la section précédente. C'est d'après cette observation qu'en rendant compte des expériences de Fantoni j'ai osé soupçonner qu'il avoit examiné la pesanteur de ces eaux à leur température naturelle. Il n'est cependant pas possible de juger de leur pésanteur par l'aérometre qui ne nous a pas donné des différences fort sensibles. Mais d'après des expériences exactes que l'on a fait à Turin sur de l'eau qu'on y a transportée dans des bouteilles exactement fermées, j'ai évalué que la pésanteur spécifique de ces eaux est à celle de l'eau distillée comme 10008. 4 est à 10000.

§. V.

Changements qu'éprouvent par l'action de la lumière et du calorique.

Action de l'air. On vient de voir que les propriétés physiques des eaux de ces sources sont précisement celles de toutes les eaux sulphureuses dont on sait que l'action de l'air atmosphérique précipite le soufre. Cependant en exposant de ces eaux au contact de l'air nous n'avons pu remarquer aucune sorte de sédiment. Il ne se forma à la surface qu'une très-mince pellicule réfléchissante les couleurs de l'iris qui sans doute tient moins à la séparation du soufre qu'à la matiere bitumineuse contenue dans ces eaux, comme on le verra dans la suite. On ne jugera pas cependant de ce phénomene de la non décomposition de ces eaux par le contact de l'atmosphere, puisque j'ai déjà fait observer que leur odeur est infiniment diminuée par le refroidissement, et nous nous sommes d'ailleurs assurés que l'on peut conserver presqu'entierement leurs qualités sulphureuses en les refroidissant dans des vaisseaux clos. On pourra peut-être dans la suite de cette analyse juger de la cause de ce phénomene que nous avons dû suivre bien en détail. On a d'abord jugé d'augmenter l'action de l'oxigène atmosphérique sur le gaz minéralisateur des eaux par l'action de la

Lumiere solaire. On a rempli d'une part d'eau sulphureuse puisée à la source un verre ouvert qu'on a exposé aux rayons du soleil. On a mis encore d'autre part un très-grand récipient d'eau sulphureuse dans laquelle on a renversé un grand entonnoir parfaitement rempli de la même eau. Un thermomètre placé à côté de ces verres marquoit 30 dégrès, et en examinant les eaux des verres deux heures après qu'elles s'étoient parfaitement équilibrées avec la température de l'atmosphere, on trouva qu'il commençoit se former la pellicule réfléchissante les couleurs de l'arc-en-ciel sur le verre ouvert, tandis que dans l'eau contenue dans l'entonnoir renversé on n'observoit d'autre changement que quelques bulles d'air qui s'étoient élevées à l'extrémité fermée du tube. Cet air a été bientôt presque completement réabsorbé par l'agitation, et n'ayant pas alors des appareils nécessaires on n'a pu le soumettre à aucune expérience. On a retiré ensuite les appareils pour les exposer le jour après à l'action de la lumière, et on a fait passer alors sous l'entonnoir des feuilles des plantes. De ce que les plantes exposées sous l'eau à l'action de la lumiere fournissent de l'air vital, nous avions jugé d'augmenter l'action de l'oxigène sur le gaz hydrogène sulphuré des eaux, et nous croyons d'autant mieux d'y réussir qu'on verra dans la suite qu'il se trouve du gaz acide carbonique dans ces eaux sulphureuses. Mais même par ce moyen on n'a pas réussi à opérer le moindre indice de séparation de soufre, et la lumiere ne nous parut exercer d'autre action sur ces eaux sulphureuses que celle de leur donner une légère teinte jaunâtre.

Calorique. L'action du calorique est au contraire marquée par des changements très-sensibles et qui décident de la décomposition des eaux sulphureuses d'une maniere aussi complette qu'elle est prompte. Pour juger avec exactitude de cette action nous y avons soumis les eaux également dans des vaisseaux ouverts et dans des vaisseaux clos, et nous en avons suivi les différences avec soin. On a d'abord chauffé un bain de sable au même dégré de la température naturelle des sources et on y a exposé un verre contenant trois livres d'eau sulphureuse à 5c dégrès. Dès que l'eau en eut acquis 15 à 18 au-dessus de sa température naturelle, l'odeur sulphureuse parut s'augmenter, mais bientôt l'eau étant chauffée jusqu'à l'ébullition, l'odeur diminua, et après 5 minutes d'ébullition continuée l'odeur étoit presque completement anéantie. L'eau jaunit sensiblement tout de même que lorsqu'on l'expose à l'action de la lumiere ; mais ce qui nous a le plus frappé, ce sont des flocons d'une couleur grisâtre qui ne troubloient cependant pas la limpidité de l'eau et qui se recueilloient bientôt au fond du récipient, dès qu'après l'avoir ôté du feu on le laissoit pendant quelques minutes en repos. Ces flocons formoient cependant si peu de chose au fond du récipient qu'il ne nous a pas été possible d'obtenir à part ce précipité pour juger de l'instant de sa nature. Mais lorsque dans la suite de cette analyse on aura vu le résultat de nos recherches sur le résidu que laissent ces eaux en les évaporant avant que de les avoir dégazées, on sera bientôt convaincu que ces flocons ne sont que du soufre tout pur. On se rappelle que les eaux sulphureuses ont de l'action sur des lames métalliques d'or et d'argent, ce qui avoit été remarqué par Fantoni. Nous avions constaté cette action; la couleur de l'or est beaucoup foncée, et l'argent qui est d'abord jauni, devient enfin brunâtre. En examinant l'action de ces eaux après 5 minutes d'ébullition on a pu remarquer que ces substances métalliques n'étoient presque plus altérées, ce qui paroit indiquer que la décomposition de ces eaux par le calorique s'opere très-promptement. L'action du calorique sur les eaux dans les vaisseaux clos est également très-marquée. Une cornue presque remplie de ces eaux qu'on exposa au même degré de calorique, montra bientôt les mêmes flocons que nous avions remarqué dans l'expérience précédente, et l'eau prit de même une teinte jaunâtre. Le col de cette cornue mettoit dans un appareil pneumatique dont la cloche étoit remplie d'eau de chaux. Il se dégagea presque de l'instant quelques pouces d'air, l'eau de chaux en fut sensiblement troublée et le peu d'air qui ne fut pas absorbé, n'avoit pas bien l'odeur du gaz hydrogène sulphuré, non plus que l'eau de chaux qui en avoit absorbé une partie; et il est certain que les gaz qui minéralisent ces eaux, avoient été entierement décomposés par l'action de l'air atmosphérique contenu dans les récipients, ce qui est annoncé aussi par la séparation des flocons sulphureux. Dans une troisieme expérience nous avons distillé les eaux sulphureuses ; et l'eau qui passa dans le récipient, n'avoit pas les moindres caractères sulphureux ; ce n'étoit que de l'eau insipide et qui ne parut différer de l'eau distillée que par quelques traces d'acide carbonique qu'on pouvoit y reconnoître par sa très-foible réaction sur l'eau de chaux. La séparation du soufre parut seulement plus prompte, sans doute parceque les eaux se trouvoient alors en contact avec une plus grande quantité d'air atmosphérique. On sera peut-être étonné de ce que l'air atmosphérique qui à la température ordinaire de l'atmosphere, ne décompose pas moins ces eaux, quoique plus lentement, n'y précipite pas les flocons sulphureux que nous venons de rappeller, tandis que cette séparation est très-prompte lors de l'action combinée de ce même air et du calorique. Je ne doute pas que ce soit là un des effets de la différente proportion d'oxigène et de la différente promptitude avec laquelle il se combine. S'il ne se produit pas de ces flocons sulphureux dans les eaux exposées au contact de l'air, c'est que le soufre dissous par l'hydrogène, en est lui-même acidifié, tandis que lorsqu'on les expose à l'action du calorique, l'oxigène saisit de l'instant l'hydrogène au moyen duquel le soufre étoit en dissolution, il se forme de l'eau et le soufre n'existant plus dans un état propre à se combiner avec

l'oxigène et ne pouvant plus être acidifié, se précipite. On sait que l'action de l'air suffit quelquefois à
produire un précipité sulphureux ; mais cette précipitation de soufre n'a lieu sans doute que sur des eaux
plus sulphureuses que celles-ci, et je ne saurois guères croire que cela arrive avec des eaux sulphureuses
dont la température naturelle égale celles que j'examine. Mais quelque soit l'explication que veuillent donner de ce phénomène ceux qui n'admettent pas encore
les opinions de la doctrine pneumatique, toujours faudra-t-il avouer que l'action combinée du calorique et
de l'air atmosphérique qu'on ne peut guères séparer,
décomposent les gaz qui minéralisent les eaux sulphureuses. Et il suffit par cet aveu à se convaincre que
cette méthode qu'ils ont le plus souvent suivie pour
évaluer la quantité des gaz dans les eaux sulphureuses,
quoique proposée par Bergmann, ne donne pas des résultats sur lesquels on puisse reposer avec cette confiance qu'exigent les connoissances de la Chimie de
nos jours.

CHAPITRE III.

DE LA RÉACTION DES EAUX AVEC DIFFÉRENTES SUBSTANCES COLORANTES, ET AVEC LES RÉACTIFS QUI AGISSENT DIRECTEMENT SUR LES PRINCIPES SULPHUREUX.

§. I.

Matières colorantes.

L'existence d'un alkali libre supposée par Mr. Fantoni dans ces eaux sulphureuses, et plus encore l'existence de ce même alkali avouée par des Chimistes de nos jours dans des eaux que l'on a long-temps jugées identiques avec celles de Vaudier, nous engagea à des recherches fort étendues sur la réaction de ces eaux avec différentes matières propres à la constater, et surtout avec les différentes matières colorantes d'après lesquelles on avoit surtout décidé de l'existence de cet alkali, et nous engagea encore à répéter nos essais également sur les eaux prises à la source, sur les eaux dégazées par le calorique et par l'air, et sur des eaux évaporées, dans la vue d'augmenter leur action en rapprochant leurs principes. Parmi ces matières colorantes on essaya avant tout le

Sirop de violettes. Ce réactif mêlé aux eaux puisées à la source verdit presque de l'instant, commence à jaunir depuis 12 à 15 heures, et dans 24 heures est jauni complétement. Ces changements sont également marqués avec de l'eau dégazée par l'action de l'air et par celle du calorique, et plus marqués encore par l'eau dont on a rapproché les principes par l'évaporation. Les célèbres Neumann et de Saluces avoient depuis long-temps fait une exception sage à l'axiome trop reçu que les alkalis verdissent les teintures bleues des végétaux, en montrant que ce même effet étoit produit également par différents sels neutres à base d'alkali ; mais ils ont prétendu distinguer l'action de ces sels de celle des alkalis par des changements successifs qui arrivent dans ce dernier cas, et qui ne se manifestent, que lorsque le changement du sirop de violettes est produit par des sels neutres. On trouve même des Chimistes qui en marchant sur ces traces et jugeant trop précipitamment des causes d'après des phénomènes trop peu considérables, n'hésiterent à décider de l'existence d'un alkali toutesfois qu'après que leur sirop de violettes étoit verdi par les eaux, jaunissoit ; et on ne s'est pas apperçu que le sirop de violettes verdi par des matières, quelques soient, jaunit constamment par l'action de l'air, et qu'une fois verdi par une matière quelconque, cette couleur peut se soutenir, lorsqu'on en remplit exactement des verres qu'on bouche d'une manière à garantir la liqueur de toute action de l'atmosphère. On peut avoir remarqué même que le changement de bleu en vert qui arrive au sirop de violettes, n'est qu'un commencement de décoloration, et que l'action de l'atmosphère suffit par elle-même à le jaunir sans l'action des substances alkalines. Au reste il est très-certain que les sels à base terreuse verdissent le sirop de violettes, que par ces sels il jaunit également que par les alkalis, et que les sels métalliques en général après l'avoir changé en vert le jaunissent même plus promptement que les alkalis, lorsque surtout il se trouve dans ces sels de l'oxigène libre, comme dans le muriate oxigéné de mercure. Aussi il est bon de remarquer que ce réactif verdit aussi par les gaz hydrogène et acide carbonique sulphurés, qu'il verdit de l'instant, et jaunit par les acides surchargés d'oxigène et par l'acide sulphureux.

La teinture de tournesol n'est point de tout changée par les eaux de Vaudier, non plus que le papier teint par ce même tournesol et rougi ensuite par l'acide acéteux. Il en est de même des teintures de terre merite et de bois de fernambouc. Nous avons même extrait ces teintures par les eaux sulphureuses; nous les avons comparées à des teintures qu'on tira en même temps de ces substances avec de l'eau pure, et on n'a pu y remarquer aucune différence bien sensible, lors même qu'on essaya les eaux évaporées, de façon que je crois pouvoir prononcer que les eaux de Vaudier ne sont pas du genre de celles dont on puisse juger avec confiance de quelques principes d'après ces matières colorantes.

Je placerai encore au nombre des matières colorantes la teinture de noix de galle et les prussiates alkalins et terreux, la réaction de ces substances étant le plus marquée par des changements de couleur. Ces réactifs ne nous ont pas montré aucun indice de fer; mais comme l'on sait que les derniers surtout ne réagissent pas sur le fer lorsqu'il se trouve dissous par le gaz hidrogène sulphuré ; nous avons encore essayé leur action sur les eaux dégazées par l'air, par le calorique, et évaporées, et en ajoutant même des acides pour redissoudre le fer qui auroit pu être précipité, nous n'avons pas réussi d'en découvrir aucune trace, par la teinture de noix de galle, par le prussiate de potasse, et le prussiate de chaux, et je regarde comme très-certain qu'il n'existe point de fer dans les eaux de ces sources.

§. II.

Oxides métalliques.

Au nombre des matières qui agissent le plus directement sur les principes volatils des eaux sulphureuses on doit ranger les premiers les oxides métalliques. On savoit depuis long-temps que l'oxide d'arsenic décompose les eaux sulphureuses en s'emparant de leur soufre, dont il décèle l'existence par du sulphure d'arsenic qui se précipite au fond des récipiens. Nous l'avons essayé le premier. On a jetté dans 3 livres d'eau sulphureuse une demie once d'oxide d'arsenic, et on a agité le mélange. Ce réactif n'a pas produit le moindre changement, il se précipita au fond, et l'eau n'a pas même jauni après 14 heures ; l'oxide d'arsenic ne parut pas altéré dans sa blancheur, et on n'a pu découvrir la moindre trace de sulphure d'arsenic. Les eaux n'avoient cependant plus aucun de leurs caractères sulphureux, mais on a vu que ces caractères disparoissent presque également dans le même espace de temps par l'action de l'air. C'est sans doute que la réaction de cet oxide n'a lieu que lentement, et que les gaz sulphureux se décomposent par l'action de l'air avant de la réaction de cet oxide. Nous avions esperé par-là d'y mieux réussir par ce même oxide surchargé d'oxigène, ou par l'acide d'arsenic. On avoit jugé qu'une plus grande quantité d'oxigène auroit bientôt décidé d'une très-prompte décomposition des eaux sulphureuses, et qu'on auroit obtenu de cette manière du sulphure d'arsenic. Nos espérances furent trompées. L'eau perdit bien ses caractères sulphureux presque de l'instant, mais même après trois jours il ne se forma aucune trace de sédiment, et l'action de ce dernier ne nous présentoit d'autre changement sensible dans l'eau après celui que je viens d'annoncer, qu'une très-légère teinte jaunâtre semblable en tout à celle qu'y produit l'action de la lumière. Je serois très-porté à croire que dans ce cas l'excès de l'oxigène de l'acide d'arsenic acidifia le soufre avant de sa réaction sur l'oxide d'arsenic, car dans cette expérience l'acide nous a paru avoir perdu de ses caractères; et il paroîtroit par-là que l'action des oxides métalliques sur les eaux sulphureuses tient également à l'affinité de leur oxigène avec le soufre, qu'avec l'hidrogène qui le dissout; que c'est moins le rapport des substances métalliques avec le soufre qui opère, que celui de leur oxigène, et que la combinaison de celui-ci pourroit bien ne pas être bornée à former de l'eau, comme on le juge communement, et s'étendre jusqu'à l'acidification du soufre. Presque tous les réactifs propres à agir sur le principe sulphureux que nous avons essayé sur les eaux de Vaudier nous présentèrent des phénomènes qui ne paroissent laisser aucun doute sur cette dernière conséquence.

L'oxide noir de manganèse, les oxides d'antimoine, de bismut et de zinc décomposent de même les eaux de Vaudier. Avec l'oxide noir de manganèse l'odeur est assez promptement anéantie, mais il n'est pas facile de juger des changemens qu'éprouve l'oxide, qui paroît cependant d'une couleur noire plus foncée. L'oxide qu'on appelle cerusse d'antimoine agit moins promptement que l'oxide noir de manganèse, et sa couleur blanche est sensiblement changée en gris. L'oxide de bismuth détruit presque de l'instant l'odeur des eaux, et il se précipite en brun. L'oxide de zinc très-blanc les décompose lentement, et sa blancheur n'est point du tout altérée. Mais celui des oxides métalliques qui nous parut agir le plus promptement, et avec le plus d'énergie est l'oxide de plomb vitreux. Le célèbre Bergman avoit déjà entrevu l'action des oxides de plomb sur les eaux sulphureuses lorsqu'il annonçoit que l'action de l'acetite de plomb sur l'eau pure saturée de gaz hidrogène sulphuré n'étoit due qu'à l'affinité de l'oxide. Mais c'est à M. Fourcroy que nous devons des connoissances exactes de la réaction des oxides de plomb avec les eaux sulphureuses. Les recherches que ce chimiste avoit faites sur l'eau d'Enghien nous avoient déjà appris que les oxides de plomb décomposent une très-grande partie du gaz hidrogène sulphuré des eaux, et qu'une partie étoit absorbée dans son état naturel; mais en examinant dans la suite avec plus de soin la réaction de ces oxides il trouva que l'on pourroit par leur moyen évaluer même la quantité de gaz hidrogene sulphuré contenu dans les eaux, en les décomposant par cet oxide, dont on dégageroit ensuite le gaz hidrogène sulphuré par l'acide muriatique. Les essais que nous avons faits avec cet oxide sur les eaux de Vaudier nous ont confirmé une grande partie des résultats qu'avoit déja observé de Fourcroy sur l'eau d'Enghien. On a mis dans trois livres d'eau sulphureuse puisée à la source une demie once d'oxide de plomb vitreux en poudre fine. L'odeur parut d'abord exaltée, mais en agitant le mêlange, elle a été de l'instant détruite. Une partie de l'oxide se précipita d'abord au fond du récipient, et ne parut nullement altérée ; mais bientôt elle fut couverte d'une surface brune noirâtre, qui annoncoit évidemment la combinaison du soufre avec l'oxide. En répétant cette expérience sur une plus grande quantité d'eau nous avons obtenu les mêmes résultats à cela près que la partie de l'oxide qui avoit noirci, se précipita beaucoup plus lentement, et qu'en opérant dans des vaisseaux de terre enduits de vernis, le précipité adhéroit fortement aux parois du récipient. Cet oxide de plomb sulphuré que j'ai conservé, et que j'ai porté à Turin exactement fermé sous l'eau, jetté dans la suite sur du fer rougi a brûlé d'une flamme bleuâtre avec de l'odeur de soufre, et exposé à l'air blanchit de nouveau completement dans deux ou trois semaines, et pour lors il fournit du sulphate de plomb. Lorsqu'on l'a tiré recemment de l'eau, qu'on le dessécha par du papier, et qu'on le traita ensuite au feu en y ajoutant de l'acide muriatique on en a tiré du gaz hidrogène sulphuré; M. Fourcroy qui a comparé le volume du gaz qu'on obtient de ce résidu, avec celui que les eaux fournissent par la distillation, a évalué que le gaz qu'on tire par le dernier procédé est beaucoup plus considérable que celui que l'on obtient de l'oxide de plomb sulphuré, et il paroît par-là qu'on ne sauroit tirer aucun parti avantageux de cet oxide pour évaluer la quantité de gaz hidrogène sulphuré contenu dans les eaux. J'aurai occasion dans la suite de revenir sur ce procédé, dont on ne peut juger maintenant qu'on a encore à mieux connoître la nature des eaux que j'analise.

§. III.

Acides nitreux, sulphureux, et muriatique oxigéné.

Le célèbre Bergman ayant trouvé que l'acide nitreux fumant décompose les eaux sulphureuses, dont il précipite du soufre, on a employé cet acide pour découvrir l'existence, et évaluer même la quantité de soufre qui est contenue dans les eaux qu'on examine. Nous l'avons d'abord essayé sur les eaux de Vaudier, et il nous a présenté des différences qui doivent peutêtre se mériter toute l'attention des Chimistes. Nous avons mis dans 3 livres d'eau sulphureuse puisée à la source goutte à goutte deux gros d'acide nitreux fumant fort concentré; la première réaction de l'acide nous parut en augmenter l'odeur sulphureuse, et bientôt après elle nous parut complètement détruite; cependant la limpidité de l'eau ne fut pas altérée, et n'a montré aucun changement sensible meme trois jours après, si ce n'est qu'une très-légère pellicule qu'on a vu se former également sur l'eau par l'action de la lumière. Encore nous n'avons pu appercevoir cette pellicule qu'en opérant sur des grandes doses, et il ne se forma jamais la moindre trace de précipitation sulphureuse. Nous avions eu soin dans quelques-unes de nos expériences de ne pas meler exactement l'acide nitreux avec les eaux, parce que cette circonstance énerve l'action de l'acide sur les eaux, d'après Fontana, qui avoit fait cette remarque sur les eaux de Vinay. Nous avons aidé le mélange par l'agitation dans des expériences successives; on a opéré avec beaucoup, et avec peu d'acide, et on n'a pu observer la moindre trace de séparation de soufre. L'acide nitreux décompose donc les eaux de Vaudier, et il ne précipite point de soufre. Cependant pour mieux juger de la réaction de cet acide nous avons cherché à exposer les eaux sulphureuses à son action dans des états différents. On a d'abord mis une once d'acide nitreux dans une très-petite cornue, dont le col plongeoit dans un récipient rempli d'eau sulphureuse puisée à la source; la vapeur nitreuse en fut bientôt absorbée, et l'odeur des eaux détruite; cependant la limpidité de ces dernières ne fut

point de tout altérée, il ne se forma point de pellicule à sa surface, et il ne se précipita pas le moindre
atome de soufre, même après trois jours. Le fond,
et les parois intérieurs du verre se couvrirent de petites
bulles d'air, qui s'élevoient à la surface de l'eau, et
qui n'avoient pas même aucun des caractères du gaz
nitreux; et ce dégagement d'air continua six à huit
heures après avoir cessé d'y faire passer la vapeur nitreuse. On a alors essayé le gaz nitreux. Une demie
once d'acide nitreux a été mise dans un matras avec un
gros de sucre. Le siphon adapté au col plongeant dans
le verre rempli d'eau on échauffa lentement l'acide;
le gaz nitreux, et les eaux sulphureuses ont été décomposées de l'instant de leur action simultanée ; l'o-
deur de ces dernières disparut completement, et quelques bulles de gaz qui vinrent crêver sur la surface
du verre, ne faisoient pas même effervescence avec
l'air atmosphérique. En cessant d'y faire passer du gaz
nitreux, il continua cependant à se dégager de l'air
des eaux sulphureuses, les parois intérieurs du verre
en étoient plus tapissés que dans l'expérience précédente, le dégagement de ces bulles continua plus long-
temps, et les parois intérieurs du verre en étoient même encore tapissés trois jours après lorsque nous avons
rejetté la liqueur; il ne s'étoit pas formé le moindre
indice de précipitation, ou de pellicule, et les eaux
n'avoient pas acquis l'odeur de l'acide nitreux. En examinant de près l'air qui se dégageoit des eaux sulphureuses par leur action réciproque avec le gaz, et la
vapeur nitreuse, on a trouvé que c'étoit du gaz azote.

C'est d'après cette circonstance que j'ai jugé que le gaz nitreux et la vapeur nitreuse sont également décomposés par les eaux sulphureuses, et c'est encore d'après cette circonstance qu'on jugera que le soufre enlève lui-même l'oxigène à l'acide, la vapeur et le gaz nitreux ; que cet acide fournissant de l'oxigène au soufre l'acidifie en totalité dans les eaux de Vaudier, et doit en acidifier une très-grande partie dans toutes les eaux sulphureuses ; et en un mot, que dans aucun cas on ne sauroit d'après la quantité de soufre qu'on précipite des eaux sulphureuses par cet acide, évaluer celle du gaz hidrogène sulphuré qu'elles renferment.

Après ce qu'on vient de voir de l'action de l'acide nitreux sur les eaux de Vaudier on ne s'attend pas certainement à des résultats plus satisfaisants de l'emploi de l'acide muriatique oxigèné. Ce réactif a été proposé aussi par Bergman et Scheele, et ensuite par M. Struve. Mais M. de Fourcroy qui en a suivi avec soin la réaction sur les eaux d'Enghien a trouvé que dans certains cas il décompose trop rapidement les eaux sulphureuses, et que par son moyen on réduit le soufre en acide sulphurique toutefois que l'on ajoute de ce réactif un peu au delà de ce qu'il en faut pour l'absorption de l'hidrogène. Cette quantité d'acide muriatique oxigèné doit sans doute être en rapport avec celle du gaz hidrogène sulphuré contenu dans les eaux, et c'est ce qu'il faut chercher par des tâtonnemens sur chaque eau sulphureuse. Mais une circonstance observée par ce chimiste nous avoit flatté infiniment de parvenir par ce réactif à séparer completement le soufre de ces eaux. On a pu juger de ce qu'on a vu jusqu'à présent de l'action des réactifs sur les eaux de Vaudier, que s'il se trouve dans ces eaux du gaz hidrogène sulphuré ce ne doit être qu'en petite quantité; or c'est précisement cette circonstance qui nous flattoit de l'action de ce réactif, puisque d'après les expériences de Fourcroy ce n'est que lorsque l'eau sulphureuse est très-peu hépatisée qu'on peut bien observer la précipitation de soufre en opérant avec ce réactif dans une proportion convenable. Nons avons donc essayé son action tantôt en opérant avec l'acide en état aeriforme, tantôt avec de l'acide en liqueur, et tantôt avec de l'acide si délayé qu'on n'en pouvoit distinguer l'odeur qu'avec peine. Dans tous les cas l'eau a été décomposée, et son odeur completement anéantie. En opérant avec l'acide aeriforme, et l'eau sulphureuse en absorbant de ce gaz exhaloit l'odeur même de l'acide muriatique oxigèné en liqueur foible, et opérant avec l'acide affoibli on faisoit disparoître l'odeur sulphureuse des eaux sans y produire d'autres changemens remarquables, et jamais on n'a pu observer le moindre indice de précipitation de soufre, et la moindre pellicule à la surface des eaux. Ce résultat nous a fait conclure que le soufre se trouve dans ces eaux dans un état fort peu adhérent, et très-propre à s'emparer de l'oxigène d'un corps quelconque en état de lui en céder, et de passer par-là à l'état d'acide sulphurique; ensuite que dans l'action des réactifs dont on se sert pour la décomposition des eaux sulphureuses on doit moins avoir égard à l'affinité de l'hidrogène avec celle de l'oxigene qu'ils leurs fournissent, qu'à l'affinité de ce même oxigène avec le soufre qui est dissous dans les eaux minérales; enfin que si en opérant sur des eaux sulphureuses froides ce rapport n'est pas si bien marqué que sur les eaux sulphureuses dont la température surpasse de beaucoup celle de l'atmosphère, c'est que l'action du calorique contribue encore à décider d'une plus grande affinité du soufre avec l'oxigène, et de l'oxigène avec le soufre. Mais on va voir qu'il y a bien d'autres réactifs qui nous donnèrent des résultats fort opposés, et qui nous confirmèrent cependant cette conclusion. Examinons avant tout l'action de l'acide sulphureux.

Ce réactif n'a été proposé que par M. Fourcroy, et je ne sais qu'on l'ait essayé sur d'autres sources, que celle d'Enghien; mais son action a été si bien marquée, qu'on a pu le proposer comme très-propre à indiquer l'existence, et évaluer même la quantité de soufre contenu dans les eaux sulphureuses. Nous avons mis dans une cornue une once d'acide sulphurique très-blanc et très-concentré avec un gros de sucre. Le col de la cornue plongeoit dans un verre contenant 3 livres d'eau sulphureuse puisée à la source. On a chauffé la cornue, il se dégagea de l'acide sulphureux, il fut bientôt absorbé par l'eau, qui dans quelques minutes se troubla, et il se forma des flocons très-sensibles de soufre. On a impregné de l'eau pure avec du meme acide sulphureux, on versa de cet acide dans les eaux, et la précipitation de soufre eut également lieu dans quelques minutes. Ces flocons étoient de couleur brune;

le repos parut en augmenter la quantité, ils se recueillirent aisement au fond du récipient, et une fois recueillis, et melés de nouveau à l'eau par l'agitation ils regagnoient très-promptement le fond du verre. On pourra remarquer dans la suite que l'acide sulphurique ne produit pas le moindre changement sur les eaux de ces sources, et qu'on ne pourroit soupçonner que ce soit là un sédiment mêlé de sulphates. L'acide sulphureux précipite donc du soufre tout pur des eaux de Vaudier. Mais ce soufre est-il fourni par les eaux, ou est-il fourni par l'acide sulphureux ? C'est là une question très-embarrassante, et qui je crois ne peut être bien décidée dans l'état actuel de nos connoissances. M. de Fourcroy qui l'a déjà discutée fort au long dans ses recherches sur l'eau d'Enghien a trouvé que la décomposition du gaz hidrogène sulphuré par l'acide sulphureux s'opère completement sans que ce dernier passe par-là à l'état de soufre. Il est prouvé par ses expériences que l'acide sulphureux contient de l'oxigène au delà de ce qu'il en faut pour dissoudre le soufre ; qu'il peut en fournir assez pour saturer l'hidrogène des eaux sulphureuses, et en former de l'eau ; et enfin que le soufre qui se précipite ne sauroit être dissous par un excès d'acide sulphureux. En marchant d'après les faits que ce chimiste observa sur l'eau d'Enghien, et sur des eaux sulphureuses qu'on prépara par l'art dans son laboratoire, il faut avouer que l'acide sulphureux doit être très-propre à indiquer la quantité de soufre qui existe dans les eaux sulphureuses. Mais ces conséquences supposent une hypothèse, que les faits qu'il

nous a fait connoître ne me paroissent avoir pas suffisamment établie. C'est que dans l'acide sulphureux
l'oxigène qui existe en excès au delà de la quantité
qui est nécessaire à la dissolution du soufre, doit être
précisement en rapport avec l'hidrogène contenu dans
les eaux minérales, ou que si ce rapport n'est pas tout-
à-fait exact, le soufre dissous par l'hidrogène des eaux
sulphureuses ne puisse en enlever à l'acide sulphureux
au delà de ce qui lui est enlevé par l'hidrogène. D'ailleurs cette hypothèse même en suppose bien d'autres,
telles qu'un rapport constant entre l'hidrogène, et le
soufre dans la constitution du gaz hidrogène sulphuré,
ou ce qui est le même, l'impossibilité qu'il existe du
gaz hidrogène sulphuré, dans lequel le soufre ne s'y
trouve pas au point exact de saturation, et sur cela
je ne crois guères que l'on ait jusqu'à présent des connoissances assez précises. Il faut supposer encore que
l'affinité de l'hidrogène avec l'oxigène doit l'emporter
constamment sur celle du soufre avec le même oxigène, et cependant nous connoissons bien des cas, dans
lesquels l'affinité du soufre avec l'oxigène l'emporte sur
celle de l'hidrogène, ce qui a été sagement rappellé
par M. de Fourcroy par rapport aux sulphures. Or si
dans le cas où le soufre se trouve divisé simplement
par des alcalis ou des terres, son attraction sur l'oxigène est déjà assez forte pour décomposer la combinaison de ce dernier avec l'hidrogène, il paroît que
cette attraction, si elle n'est pas plus grande, lorsque
le soufre est infiniment plus divisé dans le gaz hidrogène, doit au moins égaler le degré d'affinité qu'il

exerce sur l'oxigène lorsqu'il est dissous per les alcalis ou les terres. Et dans ce dernier cas il paroît que le soufre dissous par l'hidrogène exerçant lui-même, avec l'hidrogène qui le dissout, de l'affinité sur l'oxigène de l'acide sulphureux, si jamais il y avoit dans ce dernier une partie d'oxigène au delà de ce qui est nécessaire pour la dissolution de son soufre, cet excès d'oxigène acidifieroit une partie de celui qui est dissous par l'hidrogène des eaux, et dans ce cas le soufre précipité marqueroit à jamais une quantité de soufre moindre que celle qui existe en effet dans le gaz hidrogène sulphuré. M. Fourcroy a fait voir qu'on ne pourroit supposer des inconvéniens dépendans du défaut d'oxigène dans l'acide sulphureux, mais il paroît qu'il n'a pas assez pris en compte ceux auxquels pourroit donner origine l'oxigène existant dans l'acide sulphureux au delà des bornes qu'il lui a prescrites. Et on est d'autant plus porté à croire que ceci se passe dans l'action de ce réactif avec les eaux sulphureuses, que ce même chimiste a remarqué que la quantité de soufre que lui précipitoit l'acide sulphureux n'égaloit pas même celle qu'il a obtenu par l'action de l'acide nitreux, et que nous venons de voir que l'action de ce dernier ne doit jamais présenter exactement dans le précipité sulphureux qu'il produit, la quantité de soufre qui existe en effet dans une eau sulphureuse. Au reste ce ne sont que des doutes qu'il n'étoit pas en mon pouvoir de dissiper sur les eaux de Vaudier, qu'on verra bientôt présenter à cet égard des différences étranges, et que l'espace de temps entre nos expériences, et l'époque où j'ai dû publier cet ouvrage, ne m'a permis d'examiner dans mon laboratoire sur des eaux artificielles, mais je les propose d'autant plus volontiers que si jamais on parvient à les faire disparoître, on auroit dans l'acide sulphureux un réactif très sensible, et très-propre en même temps pour évaluer la quantité de soufre contenu dans une eau, où il n'existeroit que du soufre dissous par l'hidrogène; la quantité de soufre devant alors être toujours la même que ce soit par l'acide sulphureux qu'il soit fourni, ou par les eaux sulphureuses.

§. IV.

Sels moyens métalliques.

Les chimistes qui nous avoient précédés dans l'analyse des eaux de Vaudier avoient déjà essayé l'action de quelques sels métalliques, et on a vu que c'est surtout d'après la décomposition du muriate oxigèné de mercure que Fantoni jugeoit de l'existence d'un alcali libre dans ces eaux. Ce réactif nous a fourni les mêmes changemens qu'avoit jadis observé ce chimiste; mais on a vu lorsqu'on a rendu compte de ses essais qu'on est bien loin d'en tirer cette conséquence. Nous avons versé dans 3 livres d'eau sulphureuse quelques gouttes de dissolution de muriate oxigèné de mercure. Il se forma presque de l'instant des stries blanches, qui ne se déposèrent complètement au fond du récipient qu'après 24 heures. On procéda également sur une plus grande quantité d'eau, et on n'y ajouta que très-peu de dissolution de muriate oxigené de mercure, et il se forma de même un sédiment blanc, aussi bien que lorsqu'on opéroit avec une double, et une triple quantité de dissolution de ce sel, ou qu'on le mêloit en poudre avec les eaux. Nous n'avons pas des connoissances bien précises de l'action de ce réactif sur les eaux sulphureuses. Bergman nous assure qu'il se précipite en blanc par l'eau saturée de gaz hidrogène sulphuré, et de ce que ce sel est précipité en brun par les sulphures, M. Struve a proposé ce réactif pour juger de l'instant de la nature des eaux sulphureuses, et décider si c'est en état de sulphure, ou dissous par l'hidrogène qu'existe le soufre dans les eaux qu'on examine. Mais M. de Fourcroy a remarqué que ce réactif est constamment précipité en brun, même par le gaz hidrogène sulphuré; que si on l'obtient quelquefois en blanc, c'est que l'on a opéré avec plus de réactif qu'il n'en faut pour la décomposition de ce gaz, et il s'en suivroit delà qu'en se rapportant aux expériences de Bergman et Struve on ne pourroit qu'être enduit en erreur. Des résultats si opposés, et annoncés en même temps par des chimistes aussi véridiques ne pouvoient qu'attirer notre attention. Nous avons tâché de fixer les idées sur ce sujet. On a vu que le muriate oxigèné de mercure est précipité en blanc par les eaux de Vaudier, et que ce résultat est constant que ce soit avec très-peu, ou avec beaucoup de muriate oxigèné de mercure qu'on opère. J'ai essayé à son tour ce réactif sur de l'eau saturée de gaz hidrogène sulphuré,

et j'ai constaté l'observation de M. Fourcroy, en le précipitant en noir, ou en blanc à mon gré suivant les
proportions que je suivois dans le réactif. Cependant
lorsque je délayois l'eau saturée de gaz hidrogène sulphuré avec le double de son poids d'eau pure, et que
j'essayois l'action du muriate oxigené de mercure sur
de l'eau sulphureuse affoiblie, et portée à des hautes
températures, le précipité étoit constamment blanc.
On peut, je crois, d'après ces observations juger de
la cause des différences annoncées par ces chimistes
sur l'action de ce réactif. Elle tient à la quantité de
soufre dissous dans les eaux, et à l'état même dans lequel il se trouve, et le calorique peut lui-même décider d'une partie de ces changemens. Toutes les recherches que j'ai fait sur ce sujet m'ont convaincu
que les effets si variés de ce réactif tiennent à ce que
lorsqu'il n'y a que très-peu de gaz hidrogène sulphuré
et beaucoup de calorique dans les eaux, le muriate
ozigené de mercure acidifie de l'instant par son excès
d'oxigène le soufre dissous dans les eaux, puisque par
l'examen du précipité on ne trouve presque plus que
du sulphate de mercure, au lieu qu'en opérant sur
des eaux beaucoup chargées de gaz hidrogène sulphuré
et à des températures qui ne surpassent pas de beaucoup celle de l'atmosphère, l'oxigène du muriate oxigené de mercure ne forme que de l'eau avec l'hidrogène, et ne peut acidifier le soufre, soit encore parceque à la température des eaux froides le soufre ne
sauroit exercer un degré d'attraction suffisant sur l'oxi-

gène du muriate oxigené de mercure ; et doit alors se précipiter.

La dissolution de mercure dans l'acide nitrique à froid versée dans les eaux de Vaudier y forme de l'instant un précipité en grumeaux d'une couleur grise cendrée, et assez abondant. Le mélange étant abandonné à lui-même le précipité s'augmente, et il se forme un sédiment grenu ; et avec cette même dissolution faite à chaud avec excès d'acide il se forme également un précipité, qui cependant est plus blanc ; ces changements ont lieu également avec l'eau dégazée par le calorique, par l'air, et d'une manière beaucoup plus distinguée avec les eaux évaporées. En examinant ce précipité on trouve que c'est un mélange de sulphate, de muriate, et de carbonate de mercure ; mais on n'a pu y découvrir la moindre trace de soufre.

La dissolution d'argent dans le même acide est au contraire précipitée de l'instant en jaune brunâtre ; le précipité est fort abondant, et on y reconnoît du muriate et du sulphate d'argent, et de l'argent sulphuré. Les eaux dégazées par le calorique, et par l'air produisent cette même précipitation du nitrate d'argent, et celle-ci est plus marquée encore par les eaux évaporées, mais pour lors le précipité est parfaitement blanc.

Le sulphate de fer mêlé avec les eaux puisées à la source est précipité de l'instant en brun, mais on a remarqué que lorsque la dissolution de fer par l'acide sulphurique est saturée d'acide par excès, il ne se forme pas aucun précipité. Cette circonstance paroît prou-

148

ver que l'affinité même du soufre dissous par l'hidrogène avec l'oxigène de l'acide sulphurique l'emporte sur celle de l'oxide de fer avec le soufre. En répétant cette expérience avec de l'eau dégazée par l'air, il ne s'est pas formé aucun précipité d'oxide de fer lorsque dans la solution de ce métal il y avoit de l'acide par excès, mais avec le sulphate de fer completement saturé il se précipita sensiblement de l'oxide de fer jaune, que l'addition de quelques gouttes d'acide muriatique a bientôt redissous. Il ne faut pas juger d'après cette dernière circonstance de l'existence d'une substance alcaline libre dans les eaux de Vaudier, car on va voir bientôt que ce précipité d'oxide de fer n'a lieu que par une double affinité. Nous avons essayé encore les sulphates de zinc, et les nitrate, et muriate de manganèse. Le premier a été précipité en blanc ; et avec les nitrates et muriates de manganèse l'odeur sulphureuse de l'eau a été bientôt diminuée, et dans quelques minutes completement anéantie. Il se forma presque de l'instant un sédiment brun noirâtre produit sans doute par la combinaison du soufre avec l'oxide de manganèse. Nous regrettons de n'avoir pu suivre l'examen de ce sédiment ; mais il est certain que la manganèse comme toutes les substances métalliques oxidées décompose le gaz hidrogène sulphuré, et il nous a paru même que les dissolutions de cet oxide agissent d'une manière très-énergique. Mais celles des dissolutions métalliques qui nous parurent marquer l'action la plus sensible sur les eaux de Vaudier ce sont les dissolutions de plomb dans les acides nitrique et aceteux.

L'oxide de plomb de ces deux dissolutions est précipité de l'instant, et le précipité est brun noirâtre. Celui que donne l'acetite de plomb a paru se recueillir assez promptement au fond du récipient. En agitant le mélange le précipité marquoit deux couches bien distinguées, dont l'une presque noire occupoit le fond du récipient, c'étoit de l'oxide de plomb sulphuré presque pur; l'autre jaune brunâtre produite sans doute par le mélange des molecules noires avec les blanches surnageoit la première. L'acide aceteux versé sur ce sédiment en a dissous une partie, et augmenta l'intensité de la couleur du résidu, qu'on trouva être un mélange de sulphate, et d'oxide de plomb sulphuré.

Lorsque les eaux sont completement dégazées par l'air et le calorique, l'acetite de plomb est précipité en blanc; alors l'acide aceteux en dissout une partie, et ne laisse que du sulphate de plomb tout pur. Ce réactif est un des plus sensibles.

L'intensité de couleur que prend le précipité qui se forme indique même jusqu'à un certain point si l'eau est plus ou moins sulphureuse, et sert à diriger l'analiste dans la suite de ses recherches; mais il ne faut pas oublier qu'il est précipité également par les acides sulphurique et muriatique, qu'il est précipité en blanc, que le mélange des muriates et sulphates de plomb modifient la couleur de l'oxide de plomb sulphuré, et que lorsqu'on aime à tirer quelques inductions d'après cette seule apparence, on doit avoir des égards aux changemens que peuvent y opérer ces sulphates et muriates de plomb, et connoître avant tout au moins par approximation la quantité des sels sulphuriques et muriatiques contenus dans les eaux, ou ce qui est le même celle des muriates, et sulphates de plomb que peuvent être produits.

§. V.

Alcool.

Au nombre des réactifs, qui exercent une action bien marquée sur les gaz qui minéralisent les eaux de la nature de celles que j'analise, je dois encore ranger l'alcool, et l'eau de chaux. Le premier, quoique proposé par Bergman, a presque été rayé du nombre des réactifs, puisqu'il ne peut remplir le but qu'on lui avoit assigné. Mais M. Struve qui a lui-même observé, que l'action de ce réactif aussi dispendieux et embarrassant, que trompeur jusqu'alors, a souhaité qu'on l'examinât encore de plus près. M. Kyrvan avoit remarqué, que l'alcool absorbe du gaz hidrogène sulphuré, et que la dissolution de ce gaz dans l'alcool précipite du soufre par son mêlange avec l'eau. M. Fourcroy alla plus loin encore, et il a trouvé par ses recherches sur l'eau d'Enghien, que l'alcool enleve le gaz hidrogène sulphuré aux eaux sulphureuses, que le gaz hidrogène sulphuré est plus adhérent à l'alcool, qu'à l'eau ; et qu'en distillant un mêlange d'alcool et d'eau sulphureuse on obtient de l'alcool chargé du gaz hidrogène sulphuré des dernières, dont on peut précipiter le soufre avec de l'eau, et évaluer même jusqu'à un certain point la quantité de soufre qu'y est contenue. On va voir que l'on doit étendre l'action de ce réactif au delà même du point où M. Fourcroy l'a bornée, et que l'alcool pourra à jamais être rangé au nombre des réactifs les plus précieux dans l'analyse des eaux sulphureuses.

Pour apprécier avec soin l'action de ce réactif, nous l'avons examinée avant tout sur les eaux de Vaudier beaucoup rapprochées par l'évaporation, et sur les eaux simplement dégazées par l'action de l'air, et comparâmes ensuite les phénomènes qu'il nous a présentés. On avoit évaporées 100 livres d'eau, et réduites à 12. Cette circonstance avoit été jugée nécessaire parceque l'on avoit déjà appris par l'action de bien d'autres réactifs, que les principes fixes qui minéralisent les eaux de Vaudier ne s'y trouvent qu'en très-petite quantité. On a mis dans un verre 2 onces de ce résidu de l'évaporation, et on y a ajouté une dose égale d'alcool. Il ne s'est produit dans le mélange aucun changement. On a mis encore 4 onces d'alcool dans un verre, et on y a versé peu à peu une demie once environ du même résidu de l'évaporation, qu'y a produit un sédiment; mais en y ajoutant de l'eau ce sédiment étoit redissous. L'alcool ne précipite donc que des matières salines des eaux de Vaudier, et l'action de ce réactif n'est marquée que lorsqu'on opère sur les eaux fort évaporées, et avec une très-petite quantité d'eau sur une très-grande quantité d'alcool.

L'eau dégazée par l'air et par le calorique confirma encore ce résultat. De l'alcool mêlé à de l'eau exposée deux ou trois heures au contact de l'air, et à de l'eau que l'on avoit fait bouillir n'y a pas produit le moindre changement même après 3 jours. On essaya ensuite l'alcool sur les eaux puisées directement à la source. Dans un verre contenant 3 livres d'eau sulphureuse on versa d'abord une once d'alcool. Il se forma presque de l'instant des stries blanches, qui se disperserent ensuite par tout le verre ; l'eau prit un coup d'œil perlé, et l'odeur sulphureuse étoit de beaucoup diminuée. M. Fourcroy annonce qu'il se dégagea du calorique, et que par l'agitation du mélange se formoient des bulles dans l'eau d'Enghien ; nous ne pûmes remarquer aucun de ces effets sur l'eau de Vaudier ; un thermomètre placé dans un verre rempli d'eau sulphureuse toute pure puisée en même temps à la source comparé au thermomètre placé dans le mélange ne nous donnoit des différences bien sensibles, et on n'a pu non plus observer aucune bulle d'air. On a mêlé en conséquence l'eau sulphureuse avec l'alcool dans des proportions différentes ; mais on n'a pu observer d'autre changement que celui que nous venons d'annoncer, qui a été fort constant, quoique plus ou moins sensible en proportion de la quantité d'eau sulphureuse sur laquelle on opéroit.

Nous savions déjà d'après les expériences précédentes que l'eau de chaux exerçoit également une action très-marquée sur les propriétés sulphureuses de ces eaux, que l'odeur en étoit infiniment modifiée ; que les eaux traitées par l'eau de chaux ne marquoient plus que très-peu d'action sur des lames métalliques d'or et d'argent, et que l'acetite de plomb même ne donnoit plus qu'un précipité fort peu coloré. On essaya alors de rapprocher l'action de ces deux réactifs. On a versé de l'eau de chaux dans le mélange d'eau sulphureuse et d'alcool ; de l'instant l'eau a été troublée, il se sépara un plus grand nombre de molécules très-blanches, et l'odeur sulphureuse disparut completement dans quelques minutes. La température du mélange étant encore 30 on y a versé de la dissolution de plomb dans l'acide aceteux, qui se précipita en blanc, et pour lors l'eau n'exerçoit non plus aucune action colorante sur l'argent. On verra bientôt quelle doit être l'action de l'eau de chaux sur ces eaux sulphureuses. Je suivrai maintenant celle de l'alcool.

On a mis à part de l'eau sulphureuse mêlée d'alcool. Le coup d'œil perlé parut s'augmenter par le repos, mais il ne put jamais se recueillir aucun sédiment bien formé au fond du verre. On a filtré la liqueur, elle passa presque dans son état à travers le papier, et il n'a pas été possible de recueillir de cette matière, qui troubloit l'eau. Nous avons essayé de redissoudre cette matière en ajoutant au mélange tantôt de l'acide sulphurique, et tantôt aussi de l'acide nitrique. Au moyen de ces acides la partie supérieure de l'eau contenue dans le verre s'est éclaircie, et parut se rapprocher au fond du verre un sédiment, qu'il n'a pas été non plus possible d'obtenir à part. On a tiré par un siphon la liqueur supérieure, on a ajouté de ces acides en assez grande quantité, mais on n'a pu parvenir à redissoudre ce précipité. C'est évidemment du soufre que l'alcool précipite des eaux de Vaudier. Cependant pour mieux s'en assurer on a précipité une assez grande quantité d'eau par l'alcool, on a laissé long-temps le mélange en repos, et on y ajouta de la soude pure en liqueur très-concentrée. Cette dernière addition a été la plus heureuse; il a suffi d'exposer le mélange à l'action du calorique pour voir le précipité completement redissous, et la première limpidité rendue à la liqueur. On y ajouta alors quelques gouttes d'acide muriatique; l'odeur sulphureuse a été exaltée de l'instant d'une manière bien distinguée; le mélange a été troublé comme auparavant, et il put alors se former par le repos un sédiment assez sensible au fond du verre, que l'on reconnut bientôt n'être que du soufre. Maintenant c'est à savoir quelle doit être l'action de l'alcool sur les eaux sulphureuses? On a vu que ce réactif enleve aux eaux le gaz hidrogène sulphuré d'après les expériences très-exactes de Fourcroy; cependant à en juger du résultat que l'alcool nous a présenté, il paroît qu'il agit moins sur le gaz hidrogène sulphuré, que sur l'hidrogène tout pur, puisque le soufre en est précipité de l'instant, et qu'il ne se dégage pas sensiblement du calorique. Il est très-certain que cette différence entre nos résultats, et ceux que M. Fourcroy a obtenus de l'eau d'Enghien, ne tient qu'à la température différente des eaux sur lesquelles nous avons opéré; ou peut-etre tient-elle encore à la différente saturation des eaux, ou à l'état même dans lequel se trouve le soufre d'une plus ou moins grande adhérence avec l'hidrogène. Mais quelque soit la cause de cette différence, toujours est-il certain que l'action de l'alcool est très-marquée sur les eaux sulphureuses, que ce réactif qui ne produit pas le moindre changement dans les eaux minéralisées par des sulphures exerce une action tres-marquée sur celles qui contiennent du soufre dissous par l'hidrogène, et sert par-là à très-bien distinguer ces deux différentes espèces d'eaux sulphureuses ; que son action est infiniment plus sensible que celle des réactifs proposés jusqu'à présent pour l'examen des eaux sulphureuses, dont on ne peut précipiter le soufre par les acides simples, et dans lesquelles le soufre y existe en si petite quantité, qu'il élude l'action des acides sulphureux, nitreux et muriatique oxigène ; que lorsqu'on ajoute l'action du calorique à celle de ce réactif on détermine de l'instant de la précipitation du soufre ; que lorsque ce dernier est dissous par l'hidrogène, il le garantit de l'action de l'oxigène atmosphérique ; et en un mot que si l'action de ce réactif étoit sur les eaux sulphureuses en général la même qu'on la trouva sur celles de Vaudier on pourra par son moyen évaluer d'une manière très-exacte la quantité de soufre qui est contenu dans les eaux, et qu'on ne peut gueres évaluer par les procédés indiqués jusqu'à présent.

§. VI.

Eau de chaux.

L'eau de chaux que j'ai aussi placée au nombre des réactifs qui exercent directement de l'action sur les gaz qui minéralisent les eaux sulphureuses de la nature de celles que j'examine, nous a présenté de sa part des phénomènes aussi intéressans que nouveaux. Les chimistes n'employent gueres ce réactif que pour évaluer l'acide carbonique des eaux, ou en précipiter quelques sels à base d'alumine, ou de magnésie ; mais on verra bientôt que l'on aura été bien de fois trompé sur les conséquences qu'on a déduites de son action. On a vu ci-devant que les eaux de Vaudier ne modifient pas les couleurs bleues des végétaux, et qu'on ne pourroit y supposer de l'acide carbonique en liberté; on verra encore dans le chapitre suivant, qu'il n'existe non plus aucun sel à base terreuse en état d'être décomposé par l'eau de chaux très-pure, et recemment faite qu'on verse dans les eaux de Vaudier, et cependant ce réactif les trouble presque de l'instant, et y produit un sèdiment dans quelques heures. Ce sédiment fait effervescence avec les acides, mais ils ne peuvent pas le redissoudre entièrement. Ce résultat étrange que nous avons remarqué dès le commencement de nos essais et qui indique l'existence de l'acide carbonique dans ces eaux, nous engagea à des recherches bien soignées autant, pour évaluer l'action de ce réactif, que pour connoître la matière qu'il précipite des eaux de Vaudier, qui existoit sans doute en état de dissolution dans l'acide carbonique enlevé par la chaux, et que les acides minéraux les plus puissans ne pouvoient redissoudre.

On a d'abord versé dans 3 livres d'eau sulphureuse puisée à la source six onces d'eau de chaux. Le mê-lange se troubla considérablement de l'instant, l'odeur sulphureuse a été beaucoup affoiblie; on y a plongé une lame d'argent, et on a laissé le mélange en repos, la lame d'argent a été jaunie aussi bien que par l'eau sulphureuse pure à cela près que l'action de ce mélange parut n'exercer une action si prompte ni même si énergique. Il se forma dans 6 à 8 heures un sédiment bien marqué au fond du verre; des flocons voltigeoient dans la liqueur, et à la surface surnageoit çà et là une pellicule de crême de chaux; on agita le mélange, et on est parvenu par ce moyen à faire recueillir entièrement le précipité au fond du récipient, après un nouvel repos de 3. heures. On a tiré la liqueur par un siphon, et on a versé sur le précipité de l'acide muriatique exactement pur, et on en a ajouté beaucoup au delà de ce qui étoit nécessaire à la dissolution de la chaux. Il se produisit de l'instant une très-grande effervescence, il se dégagea de l'acide carbonique, et il resta au fond une partie du sédiment qu'on ne put redissoudre même en ajoutant l'action du calorique à celle de l'acide. Dans une autre expérience on employa l'acide nitrique purifié par le nitrate de baryte, et on eut le même résultat, c'est-à-dire qu'il resta encore une partie du précipité qui éludoit entièrement l'action de ces dissolvans. Cette partie est à la vérité très-petite, mais elle n'est pas moins sensible. Sa couleur est grise cendrée, et ses molécules très-déliées, mais agitées avec la liqueur elles gagnent assez promptement le fond du verre. Dans une expérience en grand qu'on a fait pour juger de la nature de ce résidu on en a recueilli à part, on l'a

158

desseché sur du papier, et en le brûlant sur une lame
de fer rougi on a pu aisément se convaincre d'après
la flamme bleuâtre et l'odeur sulphureuse qu'il répan-
doit, que ce n'étoit que du soufre tout pur. Ce fait
que nous avons constaté plusieurs fois, et qui nous
apprenoit l'existence du soufre dissous par l'acide carbonique dans les eaux de Vaudier nous engagea à la
constater encore par des expériences plus décisives. On
mêla d'abord 25 livres d'eau sulphureuse puisée à la
source avec 12 livres d'eau de chaux filtrée. On a laissé
le précipité se former par le repos du mélange, on décanta la liqueur, et on traita le sédiment par l'acide
aceteux aidé de l'action du calorique. Dès que cet acide
qui y étoit en excès ne parut plus exercer aucune action
sur le résidu, on délaya la solution avec de l'eau pure;
on décanta la liqueur et on l'a lavé plusieurs fois pour
le débarrasser complétement de toute trace d'acetite
de chaux, et on le traita par la soude. L'action de
cet alcali aidée de celle du calorique a été très-marquée presque de l'instant. Le résidu a été dissous, et
forma du sulphure de soude, dont on a pu précipiter
du soufre, et dégager du gaz hidrogène sulphuré par
l'acide muriatique. Ces expériences indiquent donc d'une
manière à ne pas en douter que l'eau de chaux précipite du soufre des eaux de Vaudier, et on est porté
d'abord à juger que ce soufre se trouve dissous par le
gaz acide carbonique. Cependant toutes les expériences
que nous avions faites, et que je viens de rapporter
nous avoient déja convaincu qu'il existe dans ces eaux
du vrai gaz hidrogène sulphuré, et nous avons soup-

çonné que ce pourroit bien être encore sur ce dernier que porteroit l'action de l'eau de chaux que nous venions de reconnoître, et qui n'opéroit qu'une décomposition partielle, puisque après même le mêlange des eaux sulphureuses avec ce réactif on a vu que l'argent en étoit encore jauni, et nous avions observé que l'acetite de plomb étoit de même précipité en brun. Pour évaluer exactement l'action de ce réactif sur les eaux de Vaudier je l'ai essayé sur de l'eau sulphureuse artificielle, que j'avois saturée de gaz hidrogène sulphuré tiré d'un sulphure de soude formé par de l'alcali bien caustique, au moyen de l'acide muriatique, et pour lors l'eau de chaux ne produisoit pas le moindre changement sur cette eau sulphureuse. Il paroît donc par-là qu'il existe également du gaz hidrogène sulphuré, et du gaz acide carbonique sulphuré dans les eaux de Vaudier, et que ce n'est que sur ce dernier qu'est bornée l'action de l'eau de chaux qui en précipite le soufre en s'emparant de son acide carbonique. Et on peut se rendre raison d'après ces faits, de ce que l'alcool et l'eau de chaux ne décomposent pas séparement ces eaux d'une manière complète, et ne font pas disparoître leurs caractères sulphureux, tandis qu'ils disparoissent parfaitement lors de l'action combinée de ces réactifs. C'est sans doute parceque l'alcool n'opère que sur le gaz hidrogène sulphuré, qu'après leur mêlange avec ce réactif les eaux qui laissent précipiter une partie de son soufre conservent encore de leur odeur désagréable, et c'est sans doute parceque l'eau de chaux n'exerce son action que sur le gaz acide carbonique sulphuré, parceque le gaz hidrogène sulphuré reste intact, que ces eaux même après avoir été traitées par l'eau de chaux jaunissent l'argent, et précipitent en brun l'oxide de l'acetite de plomb. Et il est aisé de voir par-là quel doit être l'usage de l'eau de chaux, et des différens autres réactifs qui agissent sur les principes volatils dans l'analyse des eaux sulphureuses.

Le gaz acide carbonique sulphuré, car c'est ainsi que je nommerai cette combinaison du soufre avec l'acide carbonique, n'a pas encore été trouvé jusqu'à présent dans les eaux sulphureuses d'aucune sorte. A en juger cependant par les caractères de ce gaz il est très-possible qu'il y existe assez souvent, et je suis très-porté à croire qu'il y existe presque toujours dans les eaux sulphureuses dans lesquelles on a trouvé du gaz acide carbonique indépendamment du gaz hidrogène sulphuré, comme dans les eaux de Medvi analisées par Bergman. Je pourrois même citer plusieurs ouvrages sur des eaux sulphureuses, renfermans des faits d'après lesquels on pourroit presque décider de l'existence de ce gaz, qui cependant n'a pas été entrevu par leurs auteurs. Mais ce seroit trop m'éloigner de mon sujet, et je me bornerai à ne rappeller que les eaux de Vinay, qui très-apparemment ont le plus de rapport avec celles que j'analyse, et qu'on jugea même avec assez de fondement jusqu'à ce jour identiques. Si les expériences du dernier chimiste qui nous en a donné l'analyse sont exactes sur ce point, comme je n'en doute pas, il existe certainement du gaz acide carbonique sulphuré dans ces eaux ; et je dois à la gloire de ce chimiste ajouter qu'il s'est le plus approché de cette découverte, et que s'il ne l'a pas bien attrapée, c'est que malheureusement ses idées sur la nature du gaz hidrogène sulphuré n'étoient pas assez rectifiées, et qu'il n'avoit pas peut-être aucune connoissance des faits qui ont constaté la dissolution du soufre dans le gaz acide carbonique, et des propriétés du gaz sulphuré qui en résulte, que les chimistes François avoient cependant dejà fait connoître bien en détail.

CHAPITRE IV.

DE LA RÉACTION DES EAUX AVEC DES ACIDES SIMPLES, LES ALCALIS, DIFFÉRENS SELS NEUTRES, TERREUX, ET LE SAVON.

§. I.

De la manière, dont elles se comportent avec les acides.

Les acides n'exercent pas en général une action bien marquée sur les eaux de Vaudier. L'acide nitrique, et l'acide muriatique ne produisent pas des changemens bien sensibles sur les eaux dégazées par le contact de l'air, ou par l'ébullition, et lorsqu'on les a mêlées avec l'eau puisée directement à la source on n'a pu non plus observer aucun changement remarquable, à cela près que l'odeur hépatique en paroît un peu exaltée, et qu'elle parut disparoître plutôt. L'acide sulphurique a produit encore ce même effet, et n'a non plus présenté d'autres changemens considérables soit sur l'eau puisée à la source, soit sur l'eau dégazée par l'air, ou par le calorique. Mais lorsqu'on a essayé l'action de cet acide sur les eaux beaucoup rapprochées par l'évaporation, on a pu observer dans ces eaux des changemens fort propres à répandre de la lumière sur la nature de leurs principes. On a évaporé 25 livres d'eau, qu'on a réduites à 6 ; alors on y ajouta de l'acide sulphurique, qui n'a pas produit aucun précipité ; on a continué l'évaporation du mêlange, et lorsqu'il étoit réduit à 4 livres environ on a vu se former un sédiment, et s'attacher aux parois du récipient quelques traces d'incrustations, dans lesquelles on a bientôt reconnu le sulphate de chaux. Sans doute que cette terre n'existant qu'en très-petite quantité dans les eaux de Vaudier, le sulphate qu'elle forme avec l'acide sulphurique se tient dissous lorsqu'on opère avec ce réactif sur de l'eau dont on n'a pas rapproché les principes. Et c'est très-apparemment sur des eaux évaporées qu'opéra le célèbre Fantoni, qui nous assure que l'acide sulphurique mêlé aux eaux de Vaudier y produit un sédiment de *terre aquila*, ou peut-être encore c'est avec de l'acide sulphureux qu'il a fait ses expériences. Lorsqu'on évaporoit les eaux jusqu'à siccité, l'acide sulphurique en dégageoit du gaz acide muriatique.

L'acide aceteux produit un changement bien sensible dans les eaux de Vaudier, car le mêlange prend presque de l'instant une couleur carmelite ; mais il ne se forme pas aucun indice de sédiment par le repos. Il n'est guères aisé de rendre raison de ce changement de couleur produit par l'acide aceteux. Je serois très-porté à croire que c'est en enlevant le gaz hidrogène sulphuré que l'acide aceteux colore les eaux en brun ; ce qui est certain c'est que ce même changement n'a pas lieu avec l'acide acetique qui les décompose; mais le mélange des eaux avec ce dernier ne présente absolument rien de remarquable qu'un affoiblissement considérable de leur puanteur.

L'acide oxalique n'a pas non plus produit aucun sédiment dans ces eaux. On a vu cependant qu'il y existe très-certainement des sels à base de chaux, et on verra encore ci-après que l'existence de cette terre a été confirmée par d'autres réactifs. L'acide oxalique dont nous avons fait usage étoit très-pur, et à l'abri de tout soupçon de mélange d'acide nitrique. Mais ce résultat quoique fort opposé aux principes de Bergman ne nous a pas étonnés, car nous avions appris ailleurs par d'autres expériences, que l'action de l'acide oxalique est assez équivoque, puisque ce réactif n'enlève guères la chaux qu'a l'acide carbonique, et n'y touche presque pas lorsqu'elle est dissoute par les acides minéraux; du moins s'il l'enlève à ces acides faut-il qu'il se forme un trisule dissoluble dans l'eau, et dans ce cas même l'existence de la chaux ne sauroit être exactement indiquée par son action.

§. II.

Alcalis, et carbonates alcalins.

La potasse, la soude, et l'ammoniaque ne produisent pas le moindre changement dans les eaux de Vaudier puisées à la source ou dégazées par l'air. Elles ne produisent non plus aucun précipité avec les eaux évaporées. De ce que l'eau de chaux nous avoit donné un précipité sulphureux nous nous attendions à ce même résultat par l'action des alcalis ; mais ce fut constamment en vain que nous l'avons essayée. Il paroît que les alcalis en s'emparant du gaz acide carbonique peuvent se charger en même temps de son soufre, et former des sulphures. Des acides versés sur des mêlanges en grande dose des alcalis avec ces eaux dans leur état naturel nous parurent y séparer des molécules de soufre qui ne purent cependant se rassembler au fond du récipient.

Les carbonates alcalins n'ont pas non plus produit aucun sédiment avec ces eaux dans leur état naturel, et réduites à la température de l'atmosphère. C'est encore certainement parceque la chaux existe en trèspetite quantité dans ces eaux, et que le carbonate de chaux formé par le déplacement de cette terre d'avec son dissolvant par ces sels se combine, et est redissous par l'eau, ou par les sels qui résultent de ces nouvelles combinaisons, et parcequ'ils se forment des sels surcomposés ; car dès que 25 livres d'eau ont été réduites à 6, ces carbonates alcalins y ont précipité constamment du carbonate de chaux.

§. III.

Action de différens sels neutres, et terreux.

On pourra mieux juger de ce que je viens d'avancer par les changemens que nous présenterent l'oxalate et le phosphate ammoniacal. Quelques gouttes du premier porté à l'état de liquidité par de l'eau pure qu'on a versée dans 3 livres d'eau, l'ont troublée sensiblement dé l'instant, et ont formé de l'oxalate de chaux. Le précipité n'étoit pas à la vérité beaucoup considérable en opérant avec des eaux dans leur état naturel; ce qui doit être par cela même qu'il ne se trouve que très-peu de sels calcaires dans les eaux de ces sources, comme on le verra dans le chapitre suivant; mais son action étoit cependant assez marquée. En opérant dans la suite avec les eaux évaporées il se formoit de l'instant un précipité considérable. On se rappelle que l'acide oxalique tout pur n'indiqua pas la moindre trace de chaux, et on jugera delà combien il est prudent dans l'usage des réactifs d'en augmenter l'action lorsqu'il est possible, de tâcher de diminuer l'adhérence des principes dans les composés par des affinités de concours, et de ne pas reposer aveuglement sur les principes de ceux mêmes qu'on a placés avec raison au nombre des plus grands maîtres de l'art.

Le phosphate d'ammoniaque a produit le même effet. Ce sel enlève la chaux à tous les acides connus, et forme du phosphate de chaux completement indissoluble dans l'eau, et doit être placé au nombre des réactifs les plus propres à indiquer l'existence des sels calcaires dans les eaux minérales. J'ai même trouvé bien des cas, dans lesquels il l'emporte sur l'oxalate ammoniacal; ses effets sont en général plus marqués, et je suis d'autant plus porté à croire qu'on lui doive la préférence, qu'étant assez difficile d'obtenir ce dernier dans un état complétement libre d'acide nitrique, on peut aisement et avec plus d'économie se procurer le phosphate ammoniacal dans le plus grand état de pureté.

Lorsque j'ai rendu compte des ouvrages que l'on a écrit sur ces bains, et en particulier de celui de Fantoni, j'ai eu soin de rappeller l'existence de l'alkali libre qu'on y avoit supposé jusqu'à ce jour. J'ai bien remarqué que les fondements sur lesquels l'existence de ce sel est appuyée, sont bien loin de déposer en sa faveur ; mais l'existence de cet alkali est même supposée maintenant dans les eaux de Vinaj que nous avons vu ci-devant qu'on croit identiques avec celles de Vaudier, et que plusieurs croient même dériver d'une source commune. Cette circonstance nous a engagés à porter sur ce sujet en particulier des soins au delà de ce qui paroit necessaire, puisque l'existence de l'acide carbonique et celle d'un sel calcaire qui ne pourroit exister avec le carbonate alkalin, fournit par elle-même une preuve très-suffisante. Nous avons évaporé des eaux plus que nous l'avions pratiqué jusqu'alors, et on y a versé du muriate ammoniacal. On s'est encore procuré du résidu par l'évaporation des eaux jusqu'à siccité, et on l'a trituré avec ce sel dans un mortier ; jamais on a pu découvrir aucun indice d'ammoniaque. On a mêlé ensuite avec de ces eaux évaporées du muriate calcaire et le mélange resta sans se troubler. Nous ne pouvons cependant dissimuler que lorsqu'on les a mêlées avec du sulphate de magnésie, on a vu le mélange se troubler peu-à-peu et par une évaporation suivie se former un sédiment; mais ce résultat qui n'étoit nullement propre à en imposer à nos soins, ne peut pas déposer en faveur de l'alkali supposé. On se rappelle que l'acide sulphurique mêlé aux eaux dont on a fort rapproché les principes par l'évaporation, y produit du sulphate de chaux, et c'est sans doute à la production de ce sel qu'on doit le sédiment qui se forma avec le sulphate de magnésie dont l'acide sulphurique se portant sur la chaux a cédé la magnésie à l'acide par lequel la chaux étoit dissoute, ce dont on a pu aisément se convaincre par l'addition de quelques gouttes d'acide muriatique qui auroit certainement dissous le précipité de magnésie opéré par l'alkali, et qui n'a au contraire exercé la moindre influence sur le sédiment en question. Au surplus dans une autre expérience nous avons procédé avec du muriate de magnésie, et pour lors il ne s'est formé dans le mélange le moindre indice de précipité. Et il nous suffit de ces faits pour décider avec toute confiance que l'alkali supposé dans ces eaux est aussi chimerique que bien d'autres principes que nos prédécesseurs ont cru y avoir entrevus.

Au nombre des réactifs qui ont le plus d'action sur les eaux sulphureuses de Vaudier, on doit distinguer les sels baritiques. Le nitrate, le muriate et l'acetite de baryte y produisent de l'instant un précipité de sulphate de baryte. En opérant sur des eaux puisées directement à la source, le précipité qu'y produit le premier est assez blanc, et celui qui se forme par le mélange des eaux avec le muriate de baryte, est d'une couleur grise cendrée ; avec l'acétite de baryte au contraire il se forme de l'instant un précipité brunâtre. Mais ces différences n'ont lieu que lorsque les eaux sont puisées directement à la source, car dès qu'on les a dégazées par le calorique ou par le contact de l'atmosphère, le sulphate de baryte qui se précipite, est constamment blanc, quelque soit le sel barytique par lequel on le produit, et la même chose arrive encore, lorsqu'on fait réagir ces sels avec des eaux évaporées. Il paroit par-là que la baryte exerce sur le gaz hydrogène sulphuré la même action que y exercent les oxides métalliques, et qu'une partie est précipitée en état de combinaison avec du soufre ou du moins avec du gaz hydrogène sulphuré non décomposé, et il paroit encore que si le nitrate de baryte ne présente pas ce phénomène, c'est que le gaz hydrogène sulphuré est décomposé et son soufre acidifié en même temps par l'acide nitrique de ce sel. Dans tous les cas on trouve ici dans la baryte une nouvelle propriété qui l'approche infiniment des terres métalliques, et des nouveaux fondements à croire qu'on parviendra peut-être un jour à la réduction de cette terre.

Dès que j'ai décrit dans le Chapitre précédent la manière dont les eaux de Vaudier se comportent avec les sels moyens métalliques, j'ai annoncé que par le nitrate d'argent mêlé aux eaux sulphureuses de Vaudier il se précipite du muriate d'argent, et lorsque j'ai traité de l'action qu'exercent sur ces eaux les dissolutions de plomb dans l'acide acéteux, j'ai remarqué qu'une partie du sédiment est bientôt redissoute par l'addition d'un peu d'acide acéteux en excès ; et j'ai rappellé encore que lorsqu'on verse de l'acide sulphurique sur le résidu de l'évaporation des eaux , il se dégage du gaz acide muriatique. Ces preuves seroient plus que suffisantes pour décider de l'existence de cet acide dans les eaux que j'analyse ; mais à ces expériences déjà assez décisives on a jugé d'y ajouter encore la suivante. On a pris des eaux dégazées par le calorique , et on les a précipitées complétement par l'acétite de baryte. Dès que le sulphate de baryte produit se fut recueilli au fond du verre , on a décanté la liqueur , on l'a filtrée et on la traita par le nitrate d'argent dont le mélange a formé de l'instant des flocons très-abondants de muriate d'argent. L'acide muriatique existe donc dans ces eaux , et on va voir ci-après que c'est avec cet acide que se trouve combinée la chaux qu'on n'a pu lui enlever par l'acide oxalique pur.

§. IV.

De la réaction des eaux avec le savon et l'esprit de savon.

Le savon présente encore des nouvelles preuves de ce que les sels calcaires n'existent que dans une très-petite quantité dans ces eaux sulphureuses. Cette substance peut s'y dissoudre assez bien et ne présente pas à beaucoup près sensiblement les flocons qu'on remarque dans les eaux beaucoup chargées de chaux dissoute par des acides. Lorsqu'on mêle une dissolution de savon dans l'eau pure faite à chaud avec ces eaux puisées à la source et à leur température naturelle, le mêlange ne présente d'autre changement qu'un coup d'oeil plus louche, mais il ne se forme pas aucune trace de coagulation. La même chose arrive avec le savon dissous par l'alcool. Cette solution donne au mêlange un coup d'oeil laiteux azuré ; l'odeur sulphureuse des eaux est beaucoup diminuée de l'instant, et dans peu presque complétement détruite et surpassée par l'odeur agréable de l'alcool. Ce dernier phénomène tient sans doute à l'action de l'alcool sur le gaz hydrogène sulphuré. Dans une autre expérience nous avons plongé dans une très-grande quantité d'eau du savon coupé en tranches et nous l'avons abandonné pendant deux ou trois jours. Une très-grande partie du savon étoit dissoute, et même par ce moyen on n'a pu observer des filaments d'aucune sorte.

§. V.

Des conséquences qu'il est permis de tirer de l'action des réactifs sur les eaux de Vaudier.

On peut diviser en trois classes les réactifs que nous avons essayé sur ces eaux. On a tâché d'abord de déterminer la nature des principes volatils qui les minéralisent, et on a choisi les réactifs dont l'action ne roule que sur le principe sulphureux sans toucher aux principes fixes. Cette classe renferme les acides minéraux modifiés, ou par un excès ou par un défaut d'oxigène, les oxides métalliques, l'alcool et l'eau de chaux. On doit rapporter à une seconde classe les réactifs qui exercent également une action bien marquée sur les principes sulphureux et sur les principes fixes, tels que les différens sels à base terreuse métallique ; et la troisième renferme les réactifs qui n'agissent que sur les principes fixes sans toucher nullement aux principes volatils. Remarquons avant tout que les substances colorantes ont démontré qu'il n'existe ni des acides, ni des alkalis en état de liberté dans ces eaux, et ensuite que les prussiates de potasse et de chaux et la teinture de noix de galle ont fait voir qu'il n'y existe pas du fer en dissolution par des acides et pas même en état de dissolution par le gaz hydrogène sulphuré. En résumant maintenant les différents résultats que nous a présenté l'emploi de ces réactifs, on pourra décider de la nature des principes renfermés dans ces eaux sulphureuses.

Les acides nitreux et muriatiques oxigénés dont on se sert le plus souvent pour évaluer la quantité de soufre contenu dans les eaux minéralisées par le gaz hydrogène sulphuré, n'ont pas précipité du soufre des eaux de Vaudier, et tout en décomposant en partie leur principe sulphureux n'ont pas donné à la vérité des preuves bien certaines de l'existence du gaz hydrogène sulphuré ; mais on a remarqué que c'est vraisemblablement parceque l'action de ces réactifs ne porte pas moins sur le soufre que sur l'hydrogène, et que tandis que ce dernier forme de l'eau avec l'oxigène, le soufre qui en est saturé en même temps, passe à l'état d'acide sulphurique. L'existence de ce gaz est d'ailleurs constatée par l'acide sulphureux qui en précipite le soufre, et est constatée encore par l'alcool et les différens sels moyens métalliques, tels que l'acétite de plomb, et même par les oxides métalliques, tels que l'oxide de plomb vitreux. On ne peut donc douter de l'existence du gaz hydrogène sulphuré dans les eaux de Vaudier; mais indépendamment de ce gaz l'eau de chaux indiqua encore l'existence de l'acide carbonique, et en s'emparant de cet acide y a précipité du vrai soufre. Ce soufre ne tient pas à aucune combinaison avec le gaz hydrogène, parceque le gaz hydrogène sulphuré reste intact par l'action de ce réactif qui ne précipite point de soufre des eaux saturées par l'art de gaz hydrogène sulphuré ; parcequ'après avoir précipité les eaux par l'eau de chaux, elles jouissent encore en partie de leur caractere sulphureux, précipitent en brun les solutions de plomb, jaunissent l'argent et viceversa ; parceque l'alcool et l'acide sulphureux ne décomposent pas completement ces eaux qui conservent après l'action de ces réactifs une partie de leur odeur d'oeuf pourri. Enfin ce soufre qu'y sépare l'eau de chaux, n'existe pas en état de sulphure, car il ne pourroit pour lors être précipité par ce réactif, et les sulphures ne sont d'ailleurs indiqués par les acides simples. Ainsi c'est en enlevant par une force d'affinité plus grande son dissolvant à ce soufre que l'eau de chaux le précipite, et c'est conséquemment en état de dissolution avec l'acide carbonique que se trouve le soufre indiqué par l'eau de chaux. Les réactifs de la premiere classe indiquent donc également l'existence du gaz hydrogène sulphuré et du gaz acide carbonique sulphuré dans ces eaux.

Nous avons dejà remarqué que les réactifs de la seconde classe constatent encore l'existence du gaz hydrogène sulphuré, mais ces réactifs indiquent en même temps d'autres principes fixes. On trouve d'abord de l'acide sulphurique et de l'acide muriatique dans les produits qui résultent de la réaction des eaux avec l'acétite de plomb, et ces mêmes produits sont confirmés par le nitrate d'argent. L'existence de chacun de ces acides sulphurique et muriatique est encore indiquée séparement par les réactifs de la troisieme classe, le premier par les sels barytiques et le dernier par le nitrate d'argent qui forma encore le muriate d'argent, dès qu'on le mêla aux eaux complétement débarrassées de tout acide sulphurique par l'intermede du nitrate et de l'acétite de baryte. Les acides sulphurique et muriatique sont donc du nombre des principes qui minéralisent les eaux de Vaudier. La chaux étoit dejà indiquée par l'acide sulphurique qui instillé sur les eaux fortement rapprochées par l'évaporation y précipite du sulphate de chaux; la même chose arrive encore avec le sulphate de magnésie qui se décompose par une double affinité; mais sa présence se trouve mise hors de tout doute par l'oxalate et le phosphate ammoniacal. Ainsi la chaux est la base qui sature les acides indiqués par les réactifs précédents, et il n'existe d'autre base terseuse ou métallique dans ces eaux, puisque les alkalis et même les carbonates alkalins qui décomposent tous ces sels, ne produisent pas le moindre précipité, à l'exception du carbonate de chaux qu'ils produisent par leur mélange avec les eaux évaporées. Cependant l'oxalate et le phosphate ammoniacal n'ont indiqué qu'une très-petite quantité de chaux dans les eaux de ces sources, ce qui est encore confirmé par l'acide sulphurique, le sulphate de magnésie, le savon tout pur et le savon dissous par l'alcool. La quantité de cette chaux n'est donc en rapport avec celle des acides ; ceux-ci qui n'existent pas en état de liberté, doivent être saturés par une base qui élude l'action des réactifs, et cette base ne peut être qu'un alkali. On peut d'abord juger que c'est la soude, parcequ'on ne trouve que très-rarement la potasse dans les eaux minérales. L'expérience nous a confirmé en effet que la soude est la base qui sature le surplus des acides qui ne sont pas saturés par la chaux. Dans une expérience que nous avons faite pour déterminer au juste la nature de cet alkali, on a précipité une très-grande quantité d'eau sulphureuse par l'acétite de plomb qui, d'après ce qu'on vient de voir, décompose très-complétement les eaux de Vaudier, en s'emparant tout-à fait de leurs acides sulphurique et muriatique. On a séparé la liqueur du sédiment, on a évapore le résidu, et au moyen de la combustion on a pu tirer des cristaux de carbonate de soude avec un peu de carbonate de chaux. La soude est donc du nombre des principes qui minéralisent les eaux que j'examine, et rapprochant maintenant tous les faits que je viens de comparer, on trouve dans les eaux de Vaudier les principes suivans :

Calorique

Gaz hidrogène sulphuré

Gaz acide carbonique sulphuré

Acide sulphurique

Acide muriatique

Soude

Chaux.

On peut juger aisement de l'état de combinaison dans lequel ces principes doivent se trouver dans les eaux en suivant les loix de l'attraction élective des dissolvans avec les bases qui doivent les saturer. Il est très-certain que l'affinité de l'acide sulphurique avec la soude est plus grande que celle de cet acide avec la chaux, quoiqu'en ait publié M. Gren, et après lui M. Struve, puisque la chaux ne décompose pas le sulphate de soude, et il est certain encore que l'acide sulphurique enleve la soude à l'acide muriatique. Ainsi l'acide sulphurique doit se trouver combiné avec la soude dans les eaux de Vaudier. On a vu encore qu'il n'existe dans ces eaux qu'une très-petite quantité de chaux qui ne peut être en rapport avec la quantité d'acide muriatique indiquée par les réactifs, et il suffit de cette remarque pour savoir qu'une partie de cet acide doit être elle-meme saturée par la soude, tandis que l'excès doit se trouver saturé par la chaux. Ces principes simples qui minéralisent les eaux de Vaudier, y existent donc dans l'ordre suivant de combinaison.

Calorique libre
Gaz hidrogène sulphuré
Gaz acide carbonique sulphuré
Sulphate de soude
Muriate de soude
Muriate de chaux

Ce sont là les conséquences qu'il est permis de tirer d'après les lumières que nous fournit l'examen des eaux de Vaudier, d'après leurs propriétés physiques, et aux moyens des réactifs. Mais les réactifs n'indiquent pas bien toutes les substances qui peuvent être contenues dans les eaux minérales, et il est une autre espèce d'analyse qui indépendemment de ce qu'elle détermine le rapport et la quantité des principes qu'on y trouve par les réactifs, sert très-souvent à en découvrir bien d'autres qu'on chercheroit en vain par la voie que nous venons de parcourir. On en jugera encore par les résultats que nous allons exposer dans l'article suivant.

§. VI.

De quelques principes qu'elles renferment, et qui éludent l'action des réactifs.

Après avoir essayé les principes des eaux de Vaudier qu'on a pu découvrir par l'action des réactifs, on s'est d'abord occupé sur le lieu même à rechercher s'il ne pourroit s'y en trouver d'autres, dont l'existence ne sauroit être démontrée par les moyens employés jusqu'alors. Nous étions d'autant plus portés à y supposer de ces principes inconnus que la consistence et l'aspect muqueux que prennent ces eaux par le refroidissement nous paroissoient tenir à des causes bien différentes de celles que les réactifs nous avoient indiquées ; et nous avons pu en effet nous convaincre bientôt de nos soupçons, et en même temps de la nécessité de ne pas borner à l'examen physique, et aux réactifs l'analyse des eaux qu'on souhaite de connoître avec beaucoup d'exactitude.

Dans une expérience que nous avions faite dans d'autres vues nous avions évaporées 50 livres d'eau très-lentement à siccité. On avoit divisé le résidu en deux parties, dont l'une a été traitée d'abord par l'alcool. Ce liquide a dissous dans quelques heures une partie du résidu, et forma une teinture brune foncée qui nous parut mériter un examen ultérieur. On a versé dans cette teinture un peu d'eau dans la vue d'enlever les sels à l'alcool ; le mêlange se troubla d'abord, prit un coup d'œil laiteux, et se formèrent des flocons qu'on ne put redissoudre par une plus grande quantité d'eau, et ce résultat nous parut à tous égards le même que celui que présente la dissolution d'une resine dans l'alcool, que l'on précipite par de l'eau. L'existence de cette matière que j'appellerai bitumineuse dans les eaux de Vaudier doit paroître d'autant moins étrange, qu'on a vu dans la première Section de cet ouvrage qu'à peu de distance des sources dont il s'agit ici, s'en trouvent d'autres qui chârient du pétrole. On évapora l'alcool, et l'eau qu'on y avoit melée, et y resta une

masse ténace qu'on n'a pu dessécher bien completement. On a digéré cette masse dans l'eau, pour lui
enlever toute matière saline, et le résidu de cette dernière expérience a été une matière molle, ténace, s'en-
flammant sur des charbons embrasés, et répandant une
odeur de karabé.

L'eau tira encore de cette masse une teinte jaunâtre indépendante des matières salines, et qui nous
indiqua la présence de l'extractif, mais c'étoit si peu
de chose, qu'on n'a réussi à en évaluer la quantité,
même lorsque nous avons opéré sur le résidu de 200
livres d'eau. Mais c'est assez d'avoir appris son existence, et d'avoir reconnue celle de la matière bitumineuse. Je suis très-porté à croire que cette dernière
existe dans les eaux en état de dissolution par l'inter-
mède des autres principes qu'on vient de reconnoître,
et surtout par le calorique, et le gaz hidrogène, et
acide carbonique sulphuré; car ce n'est qu'avec la dis-
parition de ces gaz et par le refroidissement que les
eaux perdent de leur limpidité, et deviennent muqueuses; je ne serois cependant gueres porté à croire
qu'on la puisse supposer à l'état aeriforme.

CHAPITRE V.

DU RAPPORT DANS LES PRINCIPES QUI MINÉRALISENT LES EAUX DE VAUDIER.

§. I.

De la manière d'évaluer la quantité de soufre dissous par le gaz hidrogène dans les eaux sulphureuses.

L'estimation des principes volatils qui minéralisent les eaux sulphureuses est encore un de ces problèmes auxquels la chimie moderne ne me paroit pas arrivée. On a pu voir par ce que j'ai remarqué sur l'action des réactifs, dont on se sert le plus communement, qu'on est bien loin de ces résultats rigoureux, auxquels on doit aspirer, et je ne doute que cet aveu ne soit celui de tous ceux qui ont analysé des eaux sulphureuses. Ce vide ne m'étant pas inconnu avant même que d'essayer les eaux de Vaudier, j'ai fait d'avance une suite d'expériences sur de l'eau impregnée de gaz hidrogène sulphuré dans mon laboratoire pour tracer à moi-même un plan de celles que j'aurois faites sur ces eaux que je soupçonnois hépatisées. Le résultat général de mes recherches a été qu'il n'y a gueres de réactifs préférables à l'acide muriatique oxigèné. Bergman, Scheele et Struve avoient proposé cet acide, mais en

l'employant à la manière de ces chimistes j'ai dejà remarqué qu'on n'obtient pas tout le soufre qui est dissous par l'hidrogène, parcequ'une partie est constamment acidifiée, lors surtout qu'on opère à des hautes
températures; et dans ce cas j'ai trouvé que cette partie surpasse le 6 du total, en n'employant que l'acide
muriatique oxigèné même beaucoup délayé d'eau. C'est
cependant cette propriété qu'a l'acide muriatique oxigèné d'acidifier le soufre dissous par l'hidrogène, qui
en fait un réactif précieux pour évaluer le gaz hidrogène sulphuré contenu dans les eaux; car si l'on fait
passer assez de gaz acide muriatique oxigèné dans l'eau
pour la décomposer presque de l'instant, le soufre en
est acidifié entièrement, et il se forme de l'acide sulphurique sans que le moindre atome ait paru échapper
l'action de l'oxigène qu'on lui fournit. Il ne s'agit que
de faire usage d'acide muriatique éloigné de tout soupçon d'acide sulphurique. La quantité de ce dernier qu'on
forme et que l'on précipite ensuite par l'acetite, ou
muriate de baryte indique la quantité de soufre, lorsqu'on connoit le rapport de ce dernier, et de l'oxigène dans la constitution de l'acide sulphurique, et
ce rapport, qui n'est pas encore assez bien déterminé
par les chimistes, se trouve établi dans un moment
par cette même méthode. Mes expériences me donnèrent 71 de soufre et 29 d'oxigène sur 100 parties
d'acide sulphurique concret tel qu'il se trouve dans le
sulphate de baryte bien desséché; et en évaluant par
ce moyen la quantité de soufre contenu dans le gaz
hidrogène sulphuré, j'ai trouvé qu'il faut porter la dose

du soufre un peu au delà du point que lui assigna le célèbre Bergman. Dans l'estimation de ce chimiste 100 pouces cubes de gaz hidrogène sulphuré ne contiennent que 13 $\frac{1}{3}$ grains de soufre, tandis que d'après mes expériences 100 pouces cubes en contiennent 15 $\frac{1}{2}$ gr. C'est là encore une nouvelle preuve de ce que par l'acide nitrique employé par le célèbre Professeur d'Upsal on n'obtient pas tout le soufre, et qu'on en acidifie une partie.

La méthode que je viens de tracer me parut la meilleure pour évaluer avec exactitude la quantité de gaz hidrogène sulphuré, et de soufre contenu dans une eau sulphureuse, et on peut la mettre en pratique également lorsque, comme dans celles de Vaudier, il y a dans les eaux des sels sulphuriques. Il faut alors évaluer avant tout par les sels baritiques la quantité d'acide sulphurique qu'y est contenu. En acidifiant ensuite le gaz par l'acide muriatique oxigèné, le surplus d'acide sulphurique que donnent les sels baritiques, marque exactement celui qui est fourni par le soufre dissous dans le gaz hidrogène. C'est la méthode que je m'étois proposé de pratiquer dans l'analyse des eaux de Vaudier. Mais il est aisé de concevoir qu'on étoit bien loin de voir d'avance toutes les difficultés que nous présenteroit la nature de ces eaux, parceque cet acide décomposant également les gaz acide carbonique et gaz hidrogène sulphurés, et en marquant à la fois tout le soufre qui y est contenu n'indiqueroit pas la partie qui y est dissoute par l'hidrogène, et séparément celle qui se trouve combinée avec l'acide carbonique.

Cependant on jugera bientôt que même dans ce cas nous avons pu en tirer un parti avantageux. Ce qu'il est encore à remarquer sur cette méthode que je crois la plus sûre, c'est que l'acide muriatique oxigèné en décomposant le gaz acide carbonique sulphuré il ne précipite jamais aucune trace de soufre. Cette différence entre les effets de ce réactif sur le gaz acide carbonique sulphuré, et le gaz hidrogène sulphuré suffit par elle-même à faire distinguer ces deux gaz, et cette différence dans le premier cas tient à ce que l'oxigène que fournit l'acide n'agit que sur le soufre qu'il acidifie sans rien toucher à l'acide carbonique, tandis qu'avec le gaz hidrogène sulphuré il arrive souvent, et toutefois qu'on l'emploie en très-petite dose, qu'il s'empare de l'hidrogène avant tout, il forme de l'eau, et en privant ainsi le soufre de son dissolvant en précipite toute la partie qui au défaut d'oxigène ne peut passer à l'état d'acide sulphurique.

§. II.

De la quantité des gaz acide carbonique et hidrogène sulphurés qui est contenue dans les eaux de Vaudier.

Pour évaluer aussi exactement que possible la quantité des deux gaz sulphurés que contiennent les eaux de Vaudier, nous avons d'abord estimé par l'eau de chaux la quantité de soufre, qui se trouve dissous par l'acide carbonique. Une très-grande quantité d'eau de chaux versée dans 100 livres d'eau sulphureuse puisée au moment à la source, nous donna un sédiment pesant 373 gr. On l'a dissous dans l'acide muriatique beaucoup délayé d'eau, et on le traita par cet acide différentes fois pour ne pas laisser avec le soufre du carbonate de chaux. Ce que cet acide n'a pu dissoudre, et qui étoit du soufre tout pur, étant bien desséché ne pesa plus que 16 $\frac{1}{3}$ gr., ce qui réduit à 356 $\frac{2}{3}$ gr. le poids total du carbonate de chaux qui a été dissous par l'acide muriatique. Or d'après l'estimation de Bergman ceux-ci en contiennent 121 $\frac{1}{6}$ gr. d'acide carbonique à l'état de gaz, ou ce qui est le même 84 $\frac{8}{10}$ pouces cubes. Et il suit delà que 100 livres de ces eaux contiennent 16 $\frac{1}{3}$ grains de soufre dissous par l'acide carbonique, ou 137 $\frac{1}{2}$ gr. en poids de gaz acide carbonique sulphuré ; et si l'on pouvoit supposer que le soufre n'influe en rien sur le volume de ce gaz, on auroit alors 84 $\frac{8}{10}$ pouces cubes de gaz acide carbonique sulphuré sur 100 livres d'eau sulphureuse, et on trouveroit encore par ces résultats le rapport exact du soufre avec l'acide carbonique dans la composition du gaz acide carbonique sulphuré ; cent pouces cubes de ce dernier en contiennent d'après ce calcul 19 $\frac{2}{5}$ de soufre, et lors même que le soufre produiroit des changemens dans le volume du gaz toujours est-il certain que le rapport du soufre à l'acide carbonique dans le gaz acide carbonique sulphuré est :: 16 $\frac{1}{3}$: 121 $\frac{1}{6}$.

Pour évaluer ensuite séparement la quantité de gaz hidrogène sulphuré nous avions d'abord décomposées

100 livres d'eau sulphureuse par de l'oxide de plomb vitreux. Nous avions observé que cet oxide qui décompose presque de l'instant le gaz hidrogène sulphuré, n'agit pas d'une manière bien marquée sur le gaz acide carbonique sulphuré, et nous avions cru en conséquence d'en obtenir des résultats fort exacts. On ramassa l'oxide avec soin, et on l'a mis sous de l'eau dans une bouteille, et on le transporta à Turin pour l'examiner à mon aise dans mon laboratoire, et en tirer le gaz hidrogène sulphuré par des appareils plus exacts. Ici en le traitant par l'acide muriatique ordinaire, j'en tirai une assez grande quantité de gaz, mais en l'examinant de près on put aisément y découvrir du gaz acide carbonique sulphuré, et on put apprendre que l'oxide de plomb vitreux ne sauroit gueres être employé à évaluer séparément le rapport du gaz hidrogène sulphuré avec le gaz acide carbonique sulphuré contenu dans les eaux; puisque s'il ne décompose pas le dernier, toujours en absorbera-t-il une partie dans son état naturel, qnoiqu'il ne puisse l'absorber completement; car même après la réaction avec cet oxide les eaux conservoient une odeur sulphureuse bien marquée, et laissoient encore précipiter du soufre lors de leur mélange avec l'eau de chaux.

Dans une autre expérience qu'on avoit fait pour terme de comparaison on avoit décomposées 100 livres d'eau par du gaz acide muriatique oxigèné, et on avoit ensuite précipité tout l'acide sulphurique par de l'acetite de baryte. En comparant le poids de l'acide sulphurique contenu dans le sulphate de baryte obtenu dans cette expérience on en trouva 39 grains au delà de ce qu'en fournit la même dose d'eau traitée par les sels baritiques avant que d'en avoir acidifié le soufre par l'acide muriatique oxigéné, et on trouva dans ce résultat la quantité de soufre qui est dissous par l'hidrogène. De 39 grains d'acide sulphurique il ne s'agit que d'en déduite $22\,^{47}/_{71}$ qui doivent être fournis par $16\,^{1}/_{3}$ grains de soufre, que nous avons trouvé être dissous par l'acide carbonique, et on aura alors $16\,^{1}/_{2}$ gr. d'acide sulphurique fournis par le soufre qui y étoit dissous par l'hidrogène. Or $16\,^{1}/_{2}$ grains d'acide sulphurique en contiennent d'après mon évaluation 12 de soufre, et c'est là précisement la quantité qui est dissoute par l'hidrogène. Il est aisé maintenant de juger de la quantité de gaz hidrogène sulphuré qui est contenu dans ces eaux. J'ai remarqué dans le § précédent qu'en évaluant par ce moyen le rapport du soufre avec l'hidrogène dans la composition du gaz hidrogène sulphuré, on trouve $15\,^{1}/_{2}$ grains de soufre sur 100 pouces cubes de ce gaz, et on voit par-là que sur 100 livres d'eau on en trouve $77\,^{1}/_{3}$ pouces cubiques. Il suit donc de ces recherches sur les principes volatils que minéralisent les eaux de Vaudier, que 100 livres d'eau contiennent

En poids	Soufre dissous par . . . gr.	$16\,^{1}/_{3}$
	l'acide carbonique . . .	$121\,^{1}/_{6}$
	Soufre dissous par l'hidrogène .	12 gr.
En pouces ou	Gaz acide carbonique sulphuré	$84\,^{8}/_{10}$
	Gaz hidrogène sulphuré . . .	$77\,^{1}/_{3}$

Comme il est à croire que le gaz acide carbonique sulphuré que nous avons trouvé la première fois dans les eaux de Vaudier, se trouvera après des recherches soignées dans bien d'autres sources sulphureuses, nous ne doutons pas que la méthode que nous avons suivie puisse être simplifiée par des chimistes plus habiles, mais quoique sur une carrière, dans laquelle aucun chimiste ne nous avoit dévancés, nous ne nous flattons pas moins de l'exactitude des résultats que nous fournirent nos expériences multipliées.

§. III.

Résidu de l'évaporation des eaux non dégazées.

Lorsque j'ai traité de l'action du calorique sur les eaux de Vaudier j'ai remarqué qu'elles se troublent, et qu'il se précipite du soufre. Cette circonstance qui nous flattoit de tirer par ce moyen du soufre qu'on auroit séparé quelques renseignemens sur la quantité qu'elles en contiennent, nous engagea à évaporer des eaux puisées directement à la source, et d'autres qu'on avoit laissé dégazer par l'air, et à en analyser séparément le résidu de comparaison. On a pris 100 livres d'eau que l'on a chauffées brusquement jusqu'à l'ébullition dans un vaisseau à bouche très-étroite, et aussi bien fermée qu'il est permis de le faire dans des expériences de ce genre, pour diminuer le plus possible l'influence de l'air, et augmenter en même temps l'action du calorique. Après une demie heure d'ébullition lorsque n'exhalant plus aucune odeur désagréable, que des flocons étoient en tout sens agités dans l'eau, elle nous paroissoit entièrement décomposée, et on ne la fit plus évaporer que fort lentement; on a obtenu de cette matière un résidu jaunâtre, qui desséché dans un verre pesoit 88 gr. Ce résidu ne put gueres être bien desséché, et ne paroissoit pas beaucoup attirer l'humidité de l'air. En l'examinant de près dans mon laboratoire à Turin où on le transporta pour l'examiner avec plus d'exactitude on a pu y séparer 12 gr. de soufre, mais on s'apperçut bientôt qu'une partie de ce dernier étoit mêlée à la matière bitumineuse, et on ne réussit à le séparer completement. Ce résidu présenta encore bien d'autres difficultés, lorsqu'on essaya d'estimer les autres substances que nous y avions reconnues, et nous donna bientôt de nouvelles preuves de la nécessité de n'opérer que sur le résidu des eaux auparavant dégazées par le refroidissement et par l'air, lorsqu'on souhaite d'établir exactement le rapport des substances que renferme le résidu de l'évaporation des eaux sulphureuses. Nous avons abandonné en conséquence ce résidu, et on ne s'attacha plus qu'à celui qu'ont fourni les eaux que l'on avoit laissées auparavant se dégazer par le contact de l'atmosphère.

§. IV.

Analyse du résidu tiré des eaux dégazées.

Nous avions dans cette vue évaporées fort lentement et dans des vaisseaux ouverts 200 livres d'eaux qu'on avoit bien dégazées par le repos, et on avoit tiré également un résidu jaune brunâtre, que l'on avoit redissous dans l'eau pure, et transporté aussi à Turin. L'eau que nous y avions ajoutée n'avoit pas bien redissous le résidu, et on évapora en conséquence de nouveau le mêlange jusqu'à siccité par la vapeur de l'eau bouillante, étant le baromètre à 27 pouces 5 lignes. On parvint par ce moyen à obtenir un résidu assez bien desséché qui pesoit 764 gr. On a vu que nous y avions déjà observé de la matière bitumineuse, et cette circonstance nous engagea à le traiter d'abord par l'alcool. On le digéra dans six onces de ce fluide completement pur, qui en tira une teinture jaune brunâtre; on décanta la teinture, et on y ajouta de l'alcool jusqu'à ce que ce fluide n'en étoit plus coloré. On a traité alors le résidu par de l'eau, qui en enlevant toute partie saline, en tira encore une teinture jaunâtre sans dissoudre cependant completement le résidu, ce qui nous assuroit que la matière bitumineuse n'est pas d'une nature à être completement dissoute par l'alcool, et nous constata en même temps l'extractif que nous y avions déjà reconnu. Cette matière extractive y existe cependant en si petite quantité, que même ici en opérant sur le résidu de 200 livres d'eau il ne nous fut pas possible d'en estimer la quantité dans toutes nos expériences successives, et on seroit presque tenté de ne pas même le prendre en compte. La teinture qu'en avoit tiré l'alcool se troubloit en y ajoutant de l'eau, tout de même qu'une dissolution résineuse. On mêla alors cette teinture spiritueuse avec la dissolution par l'eau, et on versa de nouveau le mélange sur le dernier résidu, pour ajouter à son poids celui de la matière bitumineuse qu'on avoit enlevé par l'alcool. Alors on évapora de nouveau le mélange à siccité de la même manière qu'on l'a annoncé ci-devant, et on traita le résidu par de l'eau pure pour séparer de cette manière toute substance saline, et l'extractif de toute matière bitumineuse. Cette dernière qui n'a pu être dissoute par l'eau étoit une substance un peu molle, tenace, et desséchée à la vapeur de l'eau bouillante pesa 28 gr. On l'a dissoute dans l'huile volatile de térébentine, et on y a séparé de cette manière environ 2 gr. de silice. La dissolution aqueuse qui renfermoit toutes les matières salines du résidu lentement évaporée fournissoit des excellens cristaux de soude en se refroidissant, mais nous n'avons pas jugé d'évaluer de cette manière le rapport du sulphate avec les muriates de soude et de chaux qu'il auroit été bien difficile de séparer completement; et on n'a non plus jugé de pratiquer la méthode trop commune et trop fautive de l'évaporer, et d'enlever par l'alcool le muriate de chaux, parceque l'expérience nous avoit prouvé que l'alcool ne dissout pas moins une partie considérable de muriate de soude. On délaya la solution avec plus d'eau et on enleva d'abord la chaux par l'oxalate ammoniacal, et on a obtenu de cette maniere 96, 50 gr. oxalate de chaux complétement desséché à la vapeur de l'eau bouillante. La liqueur qui surnageoit ce précipité, mêlée aux eaux de lavage et traitée ensuite par l'acétate de baryte jusqu'à ce qu'il ne se formoit plus aucun précipité, donna 1674 gr. de sulphate de baryte bien desséché. On a encore précipité séparement l'eau que l'on a séparée du sulphate de baryte, et que l'on avoit mêlée avec les eaux de lavage de ce dernier sel par le nitrate d'argent, et on a obtenu de cette maniere 964 gr. de muriate d'argent.

§. V.

Résultats généraux de l'analyse des eaux de Vaudier.

Si l'on rapproche maintenant les différentes expériences que nous venons de rapporter, on pourra juger aisement du rapport dans les principes qui minéralisent les eaux de Vaudier, et de la quantité de chacun qu'un poids donné d'eau en renferme. Dans le §. II. de ce Chapitre j'ai eu soin de détailler les conséquences qui découlent des résultats généraux de nos recherches sur le soufre qui est dissous par le gaz acide carbonique, et de celui qui se trouve dissous par le gaz hydrogène, et il est résulté de ces recherches que 100 livres d'eau sulphureuse contiennent 16 $^1/_3$ gr. de soufre dissous par 121 $^1/_6$ gr. d'acide carbonique, ou ce qui est le même que 100 livres d'eau en contiennent 84 $^8/_{10}$ pouces cubiques de gaz acide carbonique sulphuré. Ensuite on a vu que le poids du soufre qui est dissous par l'hydrogène, est de 12 gr., ce qui d'après mon estimation sur le rapport entre le soufre et le gaz hydrogène dans la composition du gaz hydrogène sulphuré répond à 77 $^1/_3$ pouces cubiques de gaz hydrogène sulphuré; et c'est exactement ce qui est contenu dans 100 livres d'eau sulphureuse.

Les expériences que l'on a faites sur les principes fixes, ont d'abord démontré la présence de l'extractif, mais il n'a pas été possible d'évaluer la quantité de cette matiere, et on a remarqué qu'on en trouve si peu qu'on seroit presque tenté de ne pas le prendre en compte. Nous n'en oublierons pas cependant l'existence. Quant à la matiere bitumineuse et au silice, le résidu de 200 livres d'eau en a fourni 26 gr. de la premiere et 2 gr. de ce dernier, et il est prouvé par-là que 100 livres d'eau sulphureuse en contiennent 13 gr. de matiere bitumineuse et 1 gr. environ de silice. L'oxalate ammoniacal par lequel on a précipité le résidu de 200 livres d'eau, nous a donné 96 $^1/_2$ gr. d'oxalate de chaux, ce qui indique en une fois la quantité de chaux qui se trouve dans 200 livres d'eau et celle de l'acide muriatique qui la sature, car 96 $^1/_2$ gr. d'oxalate de chaux en contiennent 44 $^3/_8$ de chaux pure, qui en exigent 31 $^1/_5$ d'acide muriatique pour leur complete saturation, ce qui donne 75 $^{23}/_{40}$ gr. de muriate de chaux sur 200 livres d'eau, ou ce qui est le même, 37 $^{63}/_{80}$ sur 100 livres. En

précipitant l'acide sulphurique par l'acétite de baryte
on a obtenu 1674 gr. de sulphate de baryte ; or 1674
gr. de ce sel en contiennent 217 $^{62}/_{100}$ d'acide sulphurique. Cet acide se trouve combiné avec la soude,
et 217 $^{62}/_{100}$ gr. d'acide en exigent 61 $^{29}/_{100}$ de base.
Ces deux poids réunis donnent 278 $^{91}/_{100}$ de sulphate
de soude, ou ce qui est le même, 139,45,500
sur 100 livres. Il ne reste plus qu'à trouver la quantité de muriate de soude, mais elle se trouve aussi
indiquée par le poids du muriate d'argent. On a vu
que le résidu de 200 livres d'eau que nous avons précipité par le nitrate d'argent après l'avoir débarrassé
d'avance de tout acide sulphurique, nous a fourni 964
gr. de muriate d'argent. Ceux-ci en contiennent 239,
16,84 gr. d'acide muriatique ; mais de ce poids il
faut en déduire 31 $^1/_2$ gr. que nous avons remarqué être
saturés par de la chaux, et on n'a plus conséquemment que 207,66,84 gr. d'acide muriatique combinés avec la soude. Or ce poids d'acide muriatique en
exige 167,73,21 de base, et la somme de ces
deux nombres donne exactement 375,40,05 gr.
pour le muriate de soude contenu dans 200 livres
d'eau.

Les expériences que nous avons rapportées sur les
principes fixes qui minéralisent les eaux de Vaudier,
indiquent donc que 100 livres d'eau en contiennent
de

Matiere bitumineuse . . 13
Silice 1
Muriate de chaux . . . 37 $^{63}/_{80}$

Sulphate de soude 139, 45500
Muriate de soude . . . 187, 4502

En rapprochant le poids total de ces principes et en le comparant avec celui du résidu, on trouve un déficit de quelques grains. C'est à l'extractif dont nous n'avons pu apprécier la quantité que l'on doit rapporter en partie ce déchet ; et je regarde d'ailleurs comme impossible cette précision mathématique dont on se pique quelquefois dans ce genre d'expériences. Les résultats que nous venons de voir, ne sont pas cependant fort exacts, car nous n'avons considéré ici ces différents sels que complétement desséchés à la vapeur de l'eau bouillante, et on n'a pas pris en compte l'eau de cristallisation que doit contenir chacun d'eux dans son état naturel. Cette circonstance est cependant d'autant plus importante que c'est par des sels cristallisés que l'on cherche toujours à imiter les eaux minérales ; et en considérant ces sels sous ce dernier point de vue, leur rapport doit changer d'une maniere considérable. En rapprochant les principes du muriate de chaux nous n'avons porté ce sel qu'à 37,75 sur 100 livres d'eau, mais 37,75 de muriate de chaux en exigent 12,58,33 d'eau de cristallisation, et la quantité réelle de ce sel doit donc être portée à 50,33, 33. Aussi 139,45,500 de sulphate de soude en exigent 183,82,7 d'eau, et conséquemment le poids réel du sulphate de soude cristallisé est de 323,28,2. Enfin 187,145,02 de muriate de soude en exigent 11,98,08 d'eau, et le poids réel du muriate de soude cristallisé contenu dans 100 livres d'eau est conséquemment de 199, 68, 04 gr. Il arrive donc en dernier résultat que sur 100 livres d'eau sulphureuse ils se trouvent

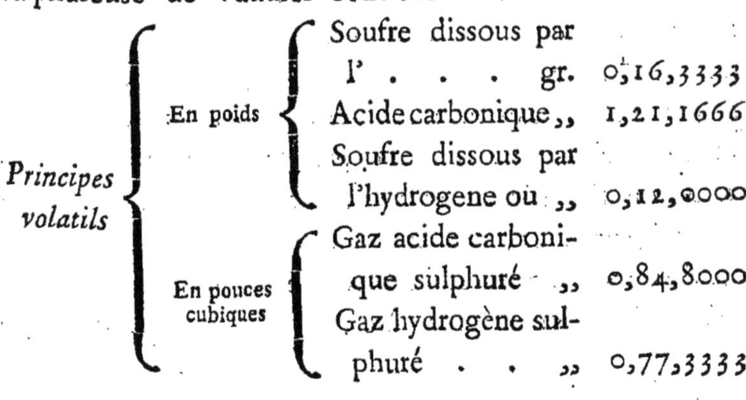

	Soufre dissous par l' . . . gr.	16,3333
En poids	Acide carbonique,,	121,1666
	Soufre dissous par l'hydrogène ou ,,	12
En pouces cubiques	Gaz acide carbonique sulphuré ,,	84,80
	Gaz hydrogène sulphuré . . ,,	77,3333

Principes volatils

Sulphate de soude . . ,,	323,282
Muriate de soude . . ,,	199,6804
Muriate de chaux . . ,,	50,3333
Matiere bitumineuse . ,,	13
Silice . . . . . . ,,	1
Extractif . . . . . ,,	Quantité inappréciable.

Principes fixes

Matieres salines cristallisées.

On peut réduire ces quantités à des proportions plus utiles, et on trouvera alors que chaque livre d'eau sulphureuse de Vaudier contient

	Soufre dissous par l' . . . gr.	0,16,3333
En poids	Acide carbonique ,,	1,21,1666
	Soufre dissous par l'hydrogene ou ,,	0,12,0000
En pouces cubiques	Gaz acide carbonique sulphuré ,,	0,84,8000
	Gaz hydrogène sulphuré . . ,,	0,77,3333

Principes volatils

Principes fixes	Sulphate de soude . .	,,	3,23,282
	Muriate de soude . .	,,	1,99,6804
	Muriate de chaux . .	,,	0,50,3333
Matieres salines cristallisées	Matiere bitumineuse .	,,	0,13,0000
	Silice	}	Quantité inappréciable.
	Extractif		

§. VI.

De la maniere d'imiter les eaux de Vaudier.

La maniere d'imiter les eaux de Vaudier présente de très grandes difficultés, lorsqu'on cherche exactement le même rapport dans les principes volatils. Les sulphures de potasse et de chaux formés par des carbonates donnent à la vérité par l'acide muriatique un mélange de gaz hydrogène et de gaz acide carbonique sulphuré ; mais je n'ai guères réussi à en tirer du gaz qui renferme les deux que je viens d'énoncer, dans le même rapport qu'on le trouve dans ces eaux, et indépendamment de cet obstacle il se dégage encore du gaz acide carbonique qui n'est pas saturé de soufre. On peut se procurer séparement du gaz acide carbonique sulphuré, en traitant un mélange de carbonate de chaux et de soufre très-fortement par le feu ; mais le gaz que l'on tire par ce moyen, surtout celui qui se dégage le premier, conserve encore des caracteres acides et n'est nullement saturé de soufre. La méthode que j'ai trouvé la plus sûre, est de faire passer du gaz acide carbonique au travers du soufre fondu dans un canon de terre cuite, et d'en remplir des vessies. On a alors de l'acide carbonique complétement saturé de soufre, et on peut aisement le mêler à du gaz hydrogène sulphuré dans le rapport indiqué ci-dessus. En saturant de cette maniere de l'eau distillée de ces deux gaz et en y ajoutant les principes fixes dans la même proportion que j'y ai annoncé, j'ai formé de l'eau sulphureuse qui échauffée à la même température conjointement à tous les caracteres physiques se comportoit de la même maniere que les eaux de Vaudier avec les différents réactifs. Tel fut le résultat de l'analyse et de la synthèse des eaux de Vaudier. Il ne nous reste qu'à connoître quelques sources particulieres, dont je n'ai pas encore parlé dans cet ouvrage, et à rendre compte de quelques expériences que nous avons faites sur la réaction de ces eaux avec quelques substances médicamenteuses et alimentaires ; et c'est ce qu'on va faire par le chapitre suivant.

CHAPITRE VI.

DESCRIPTION ET ANALYSE DE QUELQUES AUTRES SOURCES SULPHUREUSES.

Les différentes sources sulphureuses qu'il me reste à décrire, ne présentent pas à la vérité des différences bien marquées par rapport aux principes qui les composent ; mais elles ont souvent des caracteres physiques qui les ont fait distinguer depuis long-temps, et des propriétés mêmes qui ont souvent décidé de l'opinion publique et de la préférence des unes sur les autres par rapport à l'efficacité médicale. Ainsi lors même que leur connoissance ne tiendroit pas à l'histoire naturelle des eaux de la vallée de Gesse et à la richesse des bains de Vaudier en général ; à ce titre seul elles mériteroient d'être examinées séparement. Les bords du Gesse fourmillent à la vérité de tant de sources qu'il est presqu'impossible de les faire connoître toutes en détail ; mais en achevant cet ouvrage je tâcherai au moins de faire connoître les principales.

§. I.

Analyse des eaux de la source de S. Lucie.

La source de S. Lucie est très-ancienne, et étoit dejà très-célèbre dès le commencement du xvi siecle; il paroit même que c'est aux effets merveilleux et bien constatés des eaux de cette source dans différentes maladies des yeux qu'on lui consacra dès-lors le nom de S. Lucie; ce qui est certain, c'est que c'est en particulier à la renommée de cette source que l'on doit l'établissement des bains de Vaudier, car c'est presque la seule qui ait fat l'objet de l'attention des anciens écrivains qui ont traité de ces bains, et c'est aux eaux de cette source que nos différents Princes qui ont honoré ces bains successivement, dûrent la guérison de leurs maladies.

La source S. Lucie est placée aux pieds de la montagne, dite *la Stella*, au-delà du Gesse, et fournit les eaux aux trois bains du logis du Roi, dit *le Baraccone*. La source ancienne de S. Lucie ne donne à la rigueur que très-peu d'eau, et pourroit au plus entretenir un bain des trois qu'elle nourrit; mais on a heureusement découvert une seconde source qui peut-être est elle-même une partie de l'ancienne divisée par des dérangements accidentels, à 12 ou 15 pas de l'ancienne, dont les eaux sont mêlées à la premiere par des canaux de bois avant que de les faire passer dans les bains, et ces eaux ne paroissent pas différer des premières. Les observations que je vais rapporter roulent sur le mêlange des eaux de ces deux sources, n'ayant pas réussi à les examiner séparément.

Ces deux sources fournissent environ 50 pintes d'eau dans une heure, moins limpide que celle des sources S. Laurent et S. Martin, et avec une apparence de couleur citrine. L'odeur sulphureuse en est plus foible, et la saveur presque la même, mais au tact les eaux de ces sources se font distinguer de toutes les autres par leur propriété savonneuse. Leur température au point de réunion des eaux des deux sources, et à quelques pas des réservoirs pour les bains est constamment de 28 degrès quelque soit celle de l'atmosphère.

Avec les réactifs elles donnent précisement les mêmes résultats que celles de S. Martin et S. Laurent; mais les effets sont moins marqués. Le précipité qu'y produit l'eau de chaux est presque entièrement redissous avec effervescence par l'acide muriatique, et ne forme avec les dissolutions métalliques que des précipités fort peu colorés. Mais les sulphate et muriate de soude y sont marqués également, ainsi que le muriate de chaux, et d'abord ne paroissent différer des eaux des sources S. Martin et S. Laurent que par rapport aux principes volatils. Cependant en évaporant de ces eaux, le résidu nous parut plus riche en matière bitumineuse, et il l'étoit constamment en extractif. Mais il est difficile de juger de ce dernier, parceque ces eaux mouilloient un sol couvert de feuilles de plantes tombées en pourriture avant que de passer dans les bains, et c'est je crois à cette circonstance qu'elles doivent leur couleur un peu citrine, et peut-être encore ce savonneux qui les fait si bien distinguer et préférer par plusieurs. Je crois que moins sulphureuses que celles de S. Martin et S. Laurent elles méritent la préférence toutefois qu'on n'exige pas des effets prompts et énergiques dépendans du soufre à l'état aériforme, et viceversa que ces dernières seront à jamais préférées, lorsque les effets salutaires que l'on attend des bains de Vaudier, tiennent à l'action des principes volatils.

§. II.

Examen de la source dite Bouillon des poules.

Cette source est presque aussi ancienne que celle de Sainte Lucie. C'est sans doute le *fons pullorum* de Gallina, qui nous a fait connoître l'origine de son nom. C'est que la température de ses eaux étoit assez grande pour déplumer des poules. Les habitans de la vallée lui donnent maintenant le nom de Bouillon des poules parceque l'odeur des eaux sulphureuses de cette source leur paroît fort analogue au bouillon des poules.

Elle se trouve sur le penchant d'un rocher vis-à-vis et à 30 pas environ des sources S. Martin et S. Laurent à gauche de l'allée qui conduit à la chapelle de S. Jean.

La température de cette source est constamment de 51 degrès au thermomètre de Reaumur. Ses propriétés physiques et chimiques ne diffèrent absolument de celles des eaux des sources, dont j'ai donné l'analyse en détail, à cela près que l'odeur sulphureuse paroît moins forte, et qu'au tact elles paroissent un peu plus savoneuses. Avec les réactifs on a obtenu les mêmes changemens qu'avec les précédentes, et d'une manière également marquée. Les eaux tombent du rocher, et vont se mêler à celles du Gesse sans qu'on en tire d'autre parti ; mais elles ne sont pas moins utiles à ces bains, car elles fournissent au long de tout le rocher une très-grande quantité de mousse.

§. III.

De la source des anciennes boues.

Cette source est placée à côté de la précédente et sur le penchant du même rocher ; elle fournissoit jadis les eaux aux boues ; maintenant elle fournit de l'eau aux bains du logis des pauvres de Vaudier. L'odeur, la saveur, la limpidité de ses eaux ne diffèrent de celles de S. Martin et S. Laurent, non plus que ses propriétés physiques et chimiques. Je suis très-porté à croire que cette source n'est qu'une branche de ces dernières ; la température donne constamment 48 degrès au thermomètre de Reaumur. Elle fournit une très-grande quantité d'eau, dont la plus grande partie va se mêler aux eaux du Gesse conjointement à celles de la source précédente. On entretient encore ici un résidu des boues dans une enceinte de bois, et on y voit très-souvent des mendians à en profiter.

§. IV.

De la source de S. Charles.

Le Roi Charles étant allé aux bains de Vaudier on appella source de S. Charles celle dont il préféra les eaux. Cette source n'existe presque plus de nos jours, et on ne voit qu'une fosse presque remplie de mousses, au milieu desquelles il faut chercher la source sulphureuse. On trouve dans cette fosse placée sur les bords mêmes du Gesse au delà du pont une source d'eau douce, dont les eaux se mêlent aux premières, et s'arrêtent dans la fosse. La température des eaux à la source sulphureuse est de 33 degrès, et nous parut constante. La source ne fournit que très-peu d'eau, et il est à croire que dans quelques années on ne trouvera plus indice de son existence. Mais pour ne pas abandonner à l'oubli ce monument trop foible que les bergers de cette vallée ont jugé d'élever à un si grand Roi, nous avons appellé du même nom une autre source que l'on a récemment découverte, et que l'on soupçonne fournir elle-même les eaux à la source précédente.

Cette source placée aux pieds du Matto, et à quelques pas seulement des sources S. Martin et S. Laurent se trouve à deux pieds environs de la source chaude laxative, que j'ai décrite dans la première partie de cet ouvrage, et n'est séparée de la source dite bouillon des poules que par l'allée de S. Jean.

Ses eaux ne diffèrent de celles de S. Martin et S. Laurent que par la température qui se trouve ici constamment de 44 degrès.

A côté de cette même source et à un demi pied de distance il y en a une seconde à tous égards identique avec celle-ci, mais elle ne donne que 40 degrès au thermomètre.

L'odeur sulphureuse des eaux de ces sources est moins forte que celle des eaux de S. Martin et S. Laurent, mais c'est sans doute parcequ'elle n'est pas si bien exaltée par le calorique. Ces sources fournissent une très-grande quantité d'eau qui va se mêler bientôt à celles des sources S. Martin et S. Laurent pour nourrir les boues, et les bains du logis supérieur et inférieur.

§. V.

Analyse de la source supérieure dite vitriolée.

C'est la source dont il est le plus souvent question dans la section suivante lorsqu'il s'agit de l'usage des eaux de Vaudier en boisson. On a commencé à faire usage de ces eaux en 1669 d'après les docteurs Barisano et Maisa. C'est même à ces médecins qui crurent y reconnoître une saveur acide et du sulphate de fer, qu'elle doit le nom de source vitriolée, que l'on va bientôt voir ne pas lui appartenir.

La source supérieure est placée précisement au-dessus de celles de S. Martin et S. Laurent dans une fente qui divise le rocher de ces dernières d'avec un autre de la même nature moins détaché de la montagne; et ce n'est qu'avec beaucoup de peine que peuvent y parvenir ceux qui ne sont pas accoûtumés à grimper les rochers.

Ces eaux plus limpides que toutes les précédentes ont très-peu d'odeur sulphureuse. Leur saveur est la même que celle des eaux de S. Martin et S. Laurent un peu dégazées, à cela près qu'on y trouve plus d'amertume. Leur température est constamment de 19 degrès et leur pesanteur spécifique est plus grande que celle de toutes les précédentes.

Nous avons fait un très-grand nombre d'expériences dans la vue de constater le fer qu'on y avoit supposé; mais on n'est pas parvenu à découvrir la moindre trace de ce métal.

Avec les sels aceteux, et nitriques de plomb elles donnent des précipités colorés, et perdent presque complétement leur odeur.

L'eau de chaux les trouble, mais elles ne laissent pas déposer un sédiment sulphureux bien sensible, et les oxides de plomb les décomposent presque complétement.

La chaux qu'y précipite l'oxalate ammoniacal est en plus grande quantité que celle que fournissent toutes les eaux précédentes; mais les sulphate et muriate de soude nous parurent y exister exactement dans le même rapport, et les différens essais que nous avons faits avec nombre de réactifs ne nous ont pas appris l'existence d'autres principes différens de ceux que nous avions reconnus dans les sources S. Martin et S. Laurent.

Il est assez bien prouvé par-là que les eaux de cette source ne diffèrent des premières qu'en ce qu'elles sont beaucoup moins riches en gaz acide carbonique, et gaz hidrogène sulphuré; qu'impregnées également de sulphate et de muriate de soude, elles tiennent une plus grande quantité de muriate de chaux, et c'est sans doute à ce sel que l'on doit rapporter les effets apéritifs plus marqués qu'on trouve dans l'usage intérieur de ces eaux sur celles dont j'ai parlé jusqu'à présent.

Les eaux de cette source coulent très-abondamment au long du rocher dans un canal qu'elles se forment dans la pierre, couvert de plantes qu'y végètent avec vigueur, et vont se mêler bientôt à celles de S. Martin et S. Laurent, dont elles modifient la haute température avant que d'arriver dans les bains. On pourroit en tirer séparement un parti avantageux pour en former un bain sulphureux froid pour ces cas, où une trop grande température affoibliroit les malades, et on auroit le double avantage que sans affoiblir l'eau minérale par de l'eau de rivière, on auroit dans le même bain une plus grande dose de muriate de chaux.

§. VI.

De la réaction des eaux sulphureuses de Vaudier avec différentes substances médicamenteuses et alimentaires.

Après avoir connu les principes des eaux de Vaudier, et le rapport dans lequel ils se trouvent, nous avons jugé d'examiner encore la réaction de ces eaux avec différentes substances médicamenteuses et alimentaires. La nature même des principes qu'elles renferment, et les expériences nombreuses que nous avons rapportées, et faites avec différens réactifs peuvent jusqu'à un certain point remplir ce but; mais il est bien d'autres substances, dont on a souvent occasion de faire usage, et dont il importe de connoître la manière de se comporter avec les eaux sulphureuses.

Le lait qui est dans ces montagnes excellent, et qui est fort chéri par plusieurs attira le premier nos regards. Nous avons mêlé du lait avec les eaux sulphureuses des différentes sources, et dans différentes proportions; jamais ce mêlange ne nous a présenté aucun changement bien remarquable. Cependant en répétant les mêmes expériences avec le petit lait bien dépuré, on a pu voir d'une manière bien distinguée le mêlange prendre dans peu de temps un coup d'œil louche, et se troubler. Il se formoit dans quelques jours un sédiment bien sensible, mais qu'on n'a pu recueillir pour soumettre à un examen ultérieur. Nous jugeons que c'est là un phosphate de chaux produit par de l'acide phosphorique existant dans le petit lait qui en décomposant le muriate de chaux s'empare de sa base. Et il paroît par-là que l'on ne doit gueres employer de petit lait, ou même du lait, toutefois que les effets que l'on attend des eaux sulphureuses doivent tenir au muriate de chaux, et c'est surtout lorsqu'on fait usage des eaux de la source supérieure que l'on doit éviter ces mélanges. On a vu par tout ce que l'on a dit jusqu'à présent, que dans ces eaux le soufre y existe en état de gaz, et que les acides, surtout ceux des végétaux ne peuvent pas décomposer cette union. Il en est sans doute de même par rapport aux principes fixes, car ce ne sont que des sels, dont la base est toujours saturée par des acides minéraux. Cependant nous avons trouvé différens sucs de plantes, qui décomposent très-promptement les eaux de Vaudier.

Tels sont les sucs d'oseille, celui des baies d'airelle (*vaccinium mirtillus* L.), et celui des baies du groseiller épineux (*ribes uva crispa* L.) les seuls acides que nous pûmes nous procurer dans ces montagnes. Les sucs de ces plantes bien filtrés, et mêlés avec les eaux sulphureuses les troublent dans peu, et il se forme dans la suite un sédiment. Ce changement tient sans doute à la décomposition du muriate de chaux opérée par l'acide oxalique, ou par l'acide tartareux, car il nous parut que c'est ce dernier que contiennent les baies d'airelle et de groseiller. L'odeur sulphureuse des eaux est en même temps affoiblie, mais elle n'en est pas détruite.

Les sucs de fraises et de framboises ne produisent cependant pas ces changemens, et c'est d'après cette circonstance que j'ai ajouté au commencement de cet ouvrage que l'on pouvoit sans crainte jouir de ces fruits, très-abondans en août dans ces montagnes, lors même que l'on fait usage à l'intérieur des eaux sulphureuses.

Nombre de plantes potagères et aromatiques, dont nous avons mêlé les sucs dans différentes proportions avec les eaux sulphureuses ne nous ont pas présenté des changemens sensibles, à l'exception des plantes mucilagineuses qui nous parurent décomposer promptement les eaux sans cependant y produire de précipité. Tel fut encore le changement qu'y a produit le suc de cresson, et celui de la melisse grandiflore.

§. VII.

Des mousses et des boues.

La mousse est une substance végétale, molle, flexible, ayant un peu de ténacité, et composée de fibres rapprochées les unes aux autres. C'est la *ulva labyrinthiformis* de Linné. On la trouve en général dans presque toutes les eaux sulphureuses, mais je ne crois gueres qu'on en trouve ailleurs plus abondamment qu'aux bains de Vaudier. Ici toute l'étendue des rochers, sur lesquels coulent les eaux sulphureuses, en est couverte, et on n'emploie à l'ordinaire la millième partie de ce qu'en fournissent. En observant la formation de ces mousses au long des canaux on ne voit au commencement qu'une espèce de mucilage blanc de lait, mêlé de précipité sulphureux opéré par l'action de l'air sur les eaux. Ce mucilage prend ensuite plus de consistance et une couleur lilas tendre, qui passé ensuite au vert, et enfin au jaune lors de son plus grand accroissement. En l'observant au microscope c'est une mer de petits insectes, qui au grand étonnement de ceux qui ne connoissent gueres les singularités de la nature, passent leur vie tranquille et perpétuent leur espèce dans une température qui s'approche de l'eau bouillante. C'est dans les observations du R. Père Beccaria, et du célèbre Abbé Roffredi qu'il faut étudier la nature de ces insectes.

La mousse séchée brûle en pétillant lors même qu'après l'avoir traitée par des lavages réitérés on jugeroit l'avoir débarrassée de toute matière saline. La cendre qu'elle fournit donne du muriate et du sulphate de soude, du sulphate de chaux et du muriate de chaux, et j'y ai souvent trouvé de l'oxide de fer.

En traitant la mousse séchée au feu dans des vaisseaux fermés il se dégage du carbonate d'ammoniaque et souvent du gaz acide sulphureux, et des gaz acides carbonique et hidrogène sulphuré.

Ces matières tiennent si fortement aux mousses qu'il est presqu'impossible de les débarrasser par des moyens mécaniques, et c'est peut-être par ces principes que les effets des mousses diffèrent si bien de toute autre matière qu'on voudroit impregner d'eau sulphureuse.

Les boues ne sont par tout qu'une terre argileuse que l'on nourrit par les eaux sulphureuses. Par l'examen des boues de Vaudier desséchées au soleil j'ai tiré des gaz hidrogène et acide carbonique sulphurés, et les mêmes sels qui minéralisent les eaux sulphureuses; mais l'examen ultérieur du rapport entre les terres dont les boues sont composées m'a paru inutile, parceque ces terres étant le plus souvent transportées, on n'auroit pas des résultats identiques. Aux bains de Vaudier les boues sont très-bien soignées; mais je serois très-porté à croire qu'ici comme par tout ailleurs on pourroit les améliorer encore, en faisant décomposer les mousses dans une fosse, et en mêlant le terreau de ces dernières avec les terres argileuses.

SECTION III.

DES PROPRIÉTÉS MÉDICINALES DES EAUX DE VAUDIER

AVANT-PROPOS.

Il ne doit pas être permis au Chimiste de porter un jugement décisif sur les effets salutaires ou dangereux que les eaux minérales doivent produire dans différentes maladies, d'après les résultats uniquement que lui fournit son analyse. La connoissance des propriétés médicinales des eaux ne tient pas plus à celle des principes qu'elles renferment qu'à l'expérience suivie et à l'observation constante des effets qu'elles produisent. J'étois d'autant moins porté à traiter cette partie, que n'exerçant pas la médecine elle doit m'être entiérement étrangere, et qu'elle a été d'ailleurs complétement fournie par nombre de Médecins très-éclairés qui m'ont dévancé dans l'examen des eaux de Vaudier. Mais des amis très-exercés dans la Médecine et en Chirurgie ont souhaité de déposer dans cet ouvrage une partie du fruit de ses observations sur ce sujet, et tout en ajoutant à mon insuffisance ont fourni des matériaux, dont les Médecins pourront tirer des connoissances précieuses indépendamment de celles que leur fournissent les ouvrages que l'on a écrit jusqu'à ce jour. Tout ce que je vais ajouter dans cette Section, ne m'appartient donc pas ; je ne suis que le rapporteur d'observations qu'on m'a fournies, et je me fais un devoir de les rapporter dans l'ordre même et presque dans les mêmes mots qu'elle m'ont étées confiées ; mais je les place ici avec d'autant plus de confiance qu'on n'en a choisi qu'un petit nombre d'une très-grande quantité qu'on m'envoya, et que le choix en a été confié à des Médecins éclairés qui n'ont tiré que les plus propres à répandre des lumieres sur l'efficacité de ces eaux ou à piquer la curiosité des lecteurs.

CHAPITRE X.

DE L'EFFICACITÉ DES EAUX DE VAUDIER DANS LES MALADIES CUTANÉES.

La propriété qu'ont les eaux sulphureuses en général de guérir les affections cutanées, les dartres mêmes anciennes, les gales opiniâtres, la teigne etc., a été connue depuis long-temps aussi bien que leurs effets salutaires dans les ophtalmies, lors-même qu'il y a exulcération des membranes communes de l'oeil, des paupieres et de ses tarses, ou des voyes lacrimales; et on a vu encore que les eaux de Vaudier ont acquis sur ce sujet des titres à la renommée qui leur sont particuliers, puisque ce n'est que d'après bien de guérisons de ce genre de maladies qu'on appella du nom de S. Lucie une des sources de ces bains. Nous rapporterons cependant ici trois observations propres à en constater la vertu.

§. I.

Observation sur une affection dartreuse universelle, par Mr. le Docteur Franco Giordano.

Joseph Pepino d'Andon, âgé de 30 ans, d'un tempérament sec et bilieux, attaqué depuis une année d'une expulsion dartreuse aux parties supérieures des cuisses, scrotum, et jusqu'aux aisselles, n'ayant jusqu'alors pratiqué aucun remède, la maladie fit tant de progrès l'hyver de 1769 que toutes les parties de son corps en furent couvertes également. Dans cet état de laideur orrible qui l'éloignoit de toute société, il implora les secours de la médecine au commencement de mars et se confia aux soins du Docteur Franco Giordano. Par un traitement suivi pendant deux années dans lequel on essaya tous les remèdes indiqués par l'art, soit à l'extérieur qu'à l'intérieur, l'affection parut quelquefois diminuée, mais ce n'étoit que pour reparoître bientôt, jusqu'à ce qu'elle devint en 1771 complétement ulcereuse, et les cheveux, les poils et les ongles tomberent entiérement. Dès les premiers jours de juillet on l'envoya aux bains de Vaudier. On lui proposa l'usage des eaux de la source supérieure, dite vitriolée, en boisson à la dose d'une livre qu'on augmenta dans la suite, et poussa jusqu'à 10 livres. Cette dose étonnante étoit entiérement consommée avant le bain du matin ou dans le temps même du bain, et on ajoutoit deux fois la semaine au premier verre des eaux de cette source deux gros de sulphate de magnésie avec autant de tartride acidule de potasse. Il fit usage des eaux sulphureuses en bain et en boisson pendant 40 jours, et il prit 68 bains. Sa santé a été complétement rétablie et il en jouit maintenant.

§. II.

Guérison d'une espece de lepre, par Mr. le Docteur Vivalda.

Une fille de Boves, Elisabette Dalmassa, âgée de 21 ans, d'un tempérament vigoureux, accoutumée dès son enfance aux opérations rurales et avec beaucoup d'embompoint, étoit depuis long-temps dans la partie chevelue de la tête affectée de la teigne, sur l'origine de laquelle on n'a pu tirer aucun renseignement. On confia le traitement de cette maladie à un de ces charlatans dont le peuple de la campagne n'est que trop souvent la victime. Une guérison apparente avoit d'abord flatté sa famille ; mais bientôt après se firent voir quelques pustules dures et rougeâtres dont une partie fournissoit une humeur simplement limphatique, et qui dans peu furent suivies par un très-grand nombre d'autres, et en moins d'une année toute la surface de son corps devint si écailleuse qu'on ne sauroit mieux la comparer qu'à celle d'un crapaud. Les gens de l'art qui ont observé cette maladie fort rare dans ce climat, y ont reconnu d'une voix unanime une espece de lepre. Mais ce qu'il est peut-être utile de remarquer, c'est que deux de ses soeurs qui couchoient le plus souvent avec elle, n'en furent jamais affectées. En vain a-t-on employé les secours que peut fournir l'art de guérir, et c'est dans cet état pitoyable qu'on la conduisit aux bains de Vaudier en 1773, et confia aux soins de Mr. Cappa Professeur de Chirurgie à

Coni, jouissant lui-même alors autant de l'efficacité de ces bains que de la salubrité de ce climat. Après avoir pris les eaux sulphureuses également en bain et en boisson pendant dix jours, on put bientôt observer des effets salutaires bien marqués. Cette guérison n'alloit qu'a être entamée sans le secours de Madame d'Andon, car les finances des parens de cette fille n'étoient malheureusement assez propres à faire face à des dépenses ultérieures auxquelles les bienfaits de Madame d'Andon ont supplée pendant 30 jours. Dans cet espace Elisabette Dalmassa a été presque guérie, se rendit chez elle et fut de nouveau aux bains l'année suivante; dans le terme de 20 jours on mit alors le dernier sceau à la guérison de cette maladie, et cette fille malheureuse a joui depuis-lors d'une santé la plus complete. Les bains ont été administrés à la température de 30 degrès du thermomètre de Reaumur; on lui administroit les eaux de la source supérieure, dite vitriolée, fort abondamment en boisson, et on en poussoit la dose jusqu'à dix livres en les mêlant le plus souvent à parties égales avec les eaux chaudes sulphureuses des sources de S. Martin ou de S. Laurent. Dans le cours de ce traitement on n'employa d'autre remède qu'une once de sulphate de magnésie une fois la semaine dans un verre d'eau.

§. III.

Traitement heureux d'une ophtalmie par les eaux sulphureuses transportées, par M. le Docteur Forneri.

C'est encore aux soins de Madame d'Audon que l'on doit la guérison de la maladie dont nous allons rapporter l'histoire, opérée sur Donna Gabriele Ricci Religieuse au Couvent de S. Croix à Turin. Une ophtalmie seche aux yeux opprimoit depuis long-temps cette Religieuse qui avoit en vain essayé les eaux de Spa, de Courmajeur, et de Luques. Nombre d'expériences avoient dejà appris les effets heureux de ces eaux transportées dans des bouteilles exactement fermées et mastiquées à la source méme que je lui ai proposé, et cette fois ici encore le succès a repondu à l'atteinte. Un mois après l'usage des eaux de Vaudier en boisson et à l'extérieur la maladie cessa entierement ainsi que toute fluxion, l'inflammation et méme le triste prurit qui renouvella à la vérité la maladie l'année suivante, mais qui disparut aussi promptement par le mémes eaux en collire et en boisson. Depuislors cette Religieuse en fut toujours libre, et elle l'est maintenant.

CHAPITRE II.

OBSERVATION SUR L'ACTION DES EAUX DE VAUDIER DANS DIFFÉRENTES AFFECTIONS CALCULEUSES.

On a vu que le célèbre Fantoni a remarqué que les eaux de Vaudier exercent une action dissolvante sur la pierre de la vessie et que les essais de ce Médecin se trouvent constatés par les expériences qu'en a fait M. Cappa. En se rapportant aux observations multipliées que nous avons sur l'action bienfaisante des eaux sulphureuses en général dans ce genre de maladie, on pourroit établir avec confiance que si elles ne décomposent pas les calculs de la vessie, y exercent du moins une action dissolvante assez forte pour flatter l'art de guérir. Mais si l'on veut encore se rappeller que les expériences que l'on a faites en Angleterre, ont demontré qu'on peut traiter avec succès ces maladies par l'acide carbonique, il est à croire que les eaux de Vaudier dans lesquelles on trouve abondamment de cet acide et où on le trouve saturé de soufre, doivent attirer à cet égard l'attention particuliere des Médecins; et on trouvera peut-être encore que c'est au gaz acide carbonique sulphuré que tiennent les effets de ces eaux sur la pierre de la vessie plus marqués que ceux de toutes les eaux sulphureuses qu'on essaya jusqu'à présent. Laissons à l'expérience à réaliser ce soupçon.

§. I.

Histoire d'une maladie calculeuse dont la guérison a été opérée par les eaux de Vaudier, par M. le Docteur Forneri.

Je pourrois aisement rapporter un très-grand nombre d'histoires de maladies de la pierre dont la guérison a été complétement opérée par les eaux de Vaudier, et je pourrois même en ajouter bien d'autres, très-propres à prouver que l'usage de ces eaux doit rassurer ceux qui se trouvent menacés de cette maladie affreuse. Au nombre de ce dernier cas il suffiroit de rapporter l'histoire des effets heureux qu'en essaya le R. Pere Gáto Professeur de Physique en l'Université Royale de Turin, garanti par ces eaux de la maladie de la pierre, qui le menaçoit depuis long-temps; mais je me bornerai à une observation particuliere.

Un certain Giraudo de Villafalletto, âgé de 8 ans, souffroit depuis quelques années des douleurs atroces, causées par une pierre dans la vessie urinaire, lorsque je fus appellé à le voir conjointement à un abile Chirurgien. Le résultat de notre consultation a été qu'il falloit faire l'opération et on l'exécuta en effet. On tira une pierre de la grosseur d'une noix et l'enfant guéri de la blessure put jouir plusieurs mois d'une santé parfaite. Cependant après ce temps parurent les mêmes symptomes qu'auparavant, et une année après je fus de nouveau appellé à le voir et j'ai pu aisement soupçonner que des nouvelles pierres s'étoient formées dans la vessie, dont la grosseur ne pouvoit être fort grande et qui très-vraisemblablement pourroient bien être encore dissolubles. Convaincu par des expériences antérieures de l'efficacité des eaux sulphureuses de Vaudier dans les maladies de ce genre, je n'hésitai pas à y en prescrire l'usage et à persuader son pere à le conduire à ces bains. Là il prit pendant plusieurs jours des eaux sulphureuses en boisson et en bains, et bientôt après de très-fortes convulsions il put évacuer une petite pierre de la grosseur d'un pois avec des sables, et conjointement cinq vers ascarides par l'urètre que M. le Médecin Marcandi, alors aux bains avec S. M. le Roi Charles Emanuel III, mit dans l'esprit de vin et porta à Turin. Depuis lors cet enfant a joui d'une santé complete.

§. II.

Guérison du même genre par l'injection des eaux de Vaudier, observée par M. Cappa.

Au commencement de Juillet 1773 étant aux bains de Vaudier il s'y transporta à l'instance du Docteur Olivero della Chiusa Joseph Liboe cultivateur du même lieu, âgé de 40 ans environ, fort maigre, qui après avoir souffert pendant dix années des douleurs néphrétiques avoit été surpris en dernier temps d'une difficulté d'évacuation par les urines, jointe à des douleurs dans la région hypogastrique, et deux ou trois fois même d'une parfaite iscurie qui cependant ne duroit pas long-temps. Je fus appellé à le voir et j'ai pu aisement y soupçonner une pierre dans la vessie dont la sonde indiqua bientôt également l'existence et la grosseur considérable. Je lui ai proposé l'usage des eaux sulphureuses en boisson et en bain, ce qui étoit exactement d'accord avec les idées de M. le Docteur Olivero; mais j'ai pensé encore que si ces eaux exercent sur la pierre une action bien marquée en bain ou en boisson, elles pourroient bien en exercer une plus grande en les mettant en contact avec la pierre même dans la vessie par l'injection au moyen d'une seringue; ce dont j'ai pu aisement persuader le malade. On prenoit en conséquence les eaux sulphureuses à la source, et chaque matin après les évacuations ordinaires par la voie urinaire j'y injectois depuis 20 jusqu'à 24 onces d'eau suffisamment refroidie de la source S. Martin ou S. Laurent; après l'opération le malade restoit couché et tâchoit de les retenir le plus qu'il lui étoit possible, ce qu'il exécutoit si bien qu'il ne les rendoit le plus souvent qu'après trois heures. Ces injections ont été continués pendant dix jours et on faisoit encore très-abondamment usage des eaux en boisson. Dès le troisieme jour parurent dans les urines que l'on conservoit dans des verres, des écailles pierreuses mêlées avec du sable; on recueillit cette matiere qui séchée pesoit 6 gros et 36 grains.

L'onzieme jour des injections ou le 18 après l'usage des eaux sulphureuses en boisson et après 14 bains une

plus grande irritation à la vessie eut lieu conjointement
à beaucoup de douleurs causées très apparemment par la
surface de la pierre devenue plus raboteuse par un
commencement de dissolution ou peut-être encore par
une dissolution de mucus qui enduit la surface intérieure de la vessie et la garantit de l'impression dangereuse des sels contenus dans l'urine. Ce fut alors
qu'après un succès le plus flatteur le malade sans rien
dire partit pour se rendre chez lui.

§. III.

Traitement d'une affection calculeuse,
par M. le Docteur Giordanengo.

Antoine Quarauta, âgé de 14 ans, étoit sujet à
des douleurs néphrétiques depuis deux années et surtout
en hiver. Les saignées, les émollients, les anodins et
les demi-bains avoient produit l'évacuation de quelques
petites pierres ; c'est alors que je lui ai préscrit les
eaux de Vaudier. Il en a fait usage en bain et abondamment en boisson pendant 40 jours et 8 fois en
douche sur la région lombaire, ce qui lui procura
l'avantage d'évacuer une grande quantité de petites
pierres, et il fut par là complétement guéri de ses
douleurs néphrétiques en jouissant jusqu'à présent d'une
bonne santé.

Le R. Pere Jean Antoine de Coni a été attaqué
au mois de Mars 1790 de douleurs dans la région hypogastrique conjointement à beaucoup d'irritation aux

voies urinaires, qui s'augmenta jusqu'à produire des dissuries réitérées avec l'évacuation de mucus et de sédiment terreux rougeâtre. En vain essaya-t-on les remèdes que lui avoient proposés différents Médecins et Chirurgiens. Il se porta aux bains de Vaudier au commencement de Juillet 1791, où par les eaux sulphureuses en bains et en boissons, continuées pendant 30 jours, il put se rétablir parfaitement en santé.

§. IV.

Observation sur l'efficacité des eaux de Vaudier dans les maladies dépendantes des calculs biliaires, par M. le Docteur Felix Giordano.

Le sujet de cette observation est Milady Meynard Angloise qui voyageoit en Italie et se trouvoit à Turin en 1791. Elle souffroit depuis plusieurs années de temps en temps des douleurs atroces à la région épigastrique et aux hypocondres qui dégéneroient quelquefois en des coliques hépatiques auxquelles succédoit d'ordinaire une légère jaunisse. Ces symptomes étoient causés au rapport de tous les médecins qu'elle avoit consultés, par des calculs biliaires dont elle avoit vomi plusieurs fois et rendu par le bas dans l'accès de ses douleurs. On lui proposa à Turin les eaux sulphureuses de Vaudier qu'elle employeroit en boissons et en bains, et l'usage des mousses à l'extérieur sur les régions affectées, et se porta en conséquence à ces thermes où elle arriva le 14 Juillet.

Avant que de commencer l'usage des eaux sulphureuses elle prit un bolus purgatif qu'on lui avoit préscrit. Dès le quatrieme jour qu'elle avoit commencé l'usage des eaux de la source supérieure, dite vitriolée, elle fut attaquée d'une colique au foie qu'on traita par des lavements, fomentations, des tisannes carminatives et des émulsions. Bientôt elle vomit conjointement à beaucoup de mucus nombre de petits calculs biliaires, et il en rendit un plus grand nombre encore par le bas d'une grosseur et figure différente et d'une surface toujours lisse. On en a mis à part 23 sur lesquels cette Angloise souhaita elle-même qu'on essayât l'action des eaux sulphureuses pour les dissoudre ; on les mit en conséquence dans un flacon et on y ajouta deux livres d'eau sulphureuse puisée au moment à la source de S. Laurent ; on boucha exactement le flacon et on a laissé la digestion pendant 48 heures. En examinant alors les concrétions bilieuses on trouva que leur volume avoit diminué environ la moitié, l'eau en avoit tiré une teinture jaunâtre. En filtrant le mêlange il ne resta sur le papier qu'un peu de poudre jaunâtre sans odeur et sans goût. On versa de nouveau de l'eau sulphureuse sur le résidu, on réitera la digestion et dans 24 heures le résidu a été dissous complétement et ne resta qu'un sédiment terreux mêlé d'un peu de sable, sans saveur, et qui exhaloit une odeur urineuse en le brûlant.

Milady Meynard continua les bains, les boues et les eaux en boisson, et n'a plus souffert de ses douleurs. La saison étoit alors malheureusement trop avancée pour compléter cette guérison, et Milady Meynard partit pour y revenir les années suivantes.

CHAPITRE III.

DES EFFETS SALUTAIRES QUE PRODUISENT LES EAUX
SULPHUREUSES DE VAUDIER DANS PLUSIEURS MALADIES
DEPENDANTES DES OBSTRUCTIONS AU BAS VENTRE
ET AUTRES PRODUITES PAR LA COAGULATION
OU ASSOUPISSEMENT DES HUMEURS.

§. I.

Du choix et usage des mousses.

Les effets salutaires que les eaux de Vaudier ont produit dans les maladies du genre de celles qui font le sujet de ce chapitre sont en si grand nombre qu'ils fourniroient assez de matière pour plusieurs volumes ; ils sont d'ailleurs si connus, qu'il n'est nullement nécessaire de s'y arrêter. Nous nous bornerons conséquemmnent à deux ou trois observations particulières, et nous ajouterons avant tout quelques remarques générales sur le choix et l'usage des mousses dont on se sert d'ordinaire au traitement de ces maladies.

Les mousses doivent être détachées des rochers à l'instant même que l'on veut en faire usage, et on doit avoir soin surtout de ne les pas trop comprimer. On en fait alors l'application à la partie affectée en les fermant par des linges, et en les arrosant souvent d'eau sulphureuse à la plus grande température que l'on peut souffrir. L'application des mousses doit durer au moins une heure, après quoi on dessèche la partie avec des linges, et le malade doit se coucher pour ne pas supprimer la sueur, qui s'excite assez souvent dans l'opération.

§. II.

Histoires d'obstructions au foie guéries par les eaux de Vaudier par M. le Docteur Franco Giordano.

Jean-Baptiste Revelli Boulanger de Coni âgé de 47 ans, avec un tempérament hipocondriaque étoit attaqué depuis 8 mois des fievres, qui avoient résisté à tous les remèdes essayés, quoique le quinquina les eût arrêtées quelques fois. Au commencement du printemps lorsqu'on se flattoit d'une guérison, les fievres étoient le plus en vigueur, et c'est alors que je fus appellé à le voir. Le malade se plaignoit d'une douleur au foie, qui étoit la plus cruelle dans l'accès même de la fievre; on put bientôt se convaincre d'une très-grande obstruction au foie; des vomissemens fréquens de matière bilieuse, une grande élévation aux fausses côtes de l'hipocondre droit, un enflement considérable à la région épigastrique, et un autre œdemateux observé aux extrémités inférieures, le défaut presque total d'appetit, les fievres même ératiques, une foiblesse ou langueur extrème, à laquelle le malade avoit été réduit, ne laissoient pas beaucoup à se flatter de la guérison de cette maladie. On essaya tous les secours qu'indique l'art de guérir, et ce fut entièrement en vain. Dans cet état de désespoir je lui ai proposé les bains de Vaudier, où il alla à la fin de juin. Avant que de commencer l'usage des eaux en bains, on lui tira 6 onces de sang des vaisseaux hémorroïdaux au moyen des sangsues, et prit bientôt les eaux de la source supérieure dite vitriolée en boisson; la première fois à la dose de 4 onces en y ajoutant dix grains d'acetite de potasse, et dans la suite à la dose de 10 onces d'eau toute pure; et comme il ne pouvoit supporter une plus grande dose de ces eaux, on y suppléoit avec des lavemens de l'eau de la même source. Le 6 jour on put augmenter la dose de l'eau en boisson, jusqu'à ce que le 12 jour il put en prendre jusqu'à 4 livres. Les vomissemens étoient alors disparus, et une petite diarrhée de matières muqueuses et gluantes leur étoit succédée; les douleurs à la région épigastrique avoient diminué, le tipe même des fievres avoit changé, et n'étoient plus que fort rares. On augmenta encore la dose de l'eau qu'on porta jusqu'à 6 livres, qu'il pouvoit aisement évacuer par la voie urinaire, et par en bas, et on continua ainsi 30 jours.

Le 14 jour il prit un bain au matin, et à 5 heures du soir on commença l'application des mousses sur l'ipocondre droit, et à la région épigastrique, et on continua de cette manière les bains, les eaux en boisson, et les mousses, avec chaque jour des lavemens de la même eau jusqu'au 24. juillet. Alors toute douleur et vomissemens avoient entièrement cessé, la fieyre étoit arrêtée, mais il restoit une foiblesse jointe à l'enflement œdémateux aux extrémités inférieures, et beaucoup de difficulté dans la digestion des alimens ; on quitta en conséquence les bains, et aux eaux de la source supérieure en boisson on y substitua celles de la source de S. Jean ; on appliqua les boues aux extrémités inférieures, et à l'usage des mousses on y ajouta celui de la douche sur la région du foie ; en continuant de cette manière 19 jours, on a pu rendre completement au malade sa vigueur et l'appetit, dissiper l'obstruction au foie, résoudre l'œdème et l'enflement à la région épigastrique, et en un mot le rétablir completement en santé avec l'admiration de tous les médecins qui avoient vu sa maladie.

Au très-grand nombre d'histoires de ce genre que je pourrois rapporter je n'ajouterai que la suivante, dont le sujet est une fille, Ange Ristorta de Vaudier, âgée de 28 ans avec un tempérament flegmatique, qui après avoir été tourmentée pendant 4 mois par des fievres intermittentes quartes en octobre 1790, en fut attaquée de nouveau au commencement de fevrier 1791. Ils survinrent alors en même temps de très-grandes difficultés dans la respiration, une toux sèche avec beaucoup d'irritation, à laquelle succédoient des vomissemens et des douleurs à la poitrine, et peu après encore une suppression totale des menstrues, et ensuite un enflement œdemateux aux jambes. C'est dans cet état que je fus appellé à la voir. J'ai bientôt reconnu que ces effets étoient produits par une obstruction au foie, et après avoir essayé sans succès plu-

sieurs remèdes je n'ai pas hésité à lui proposer les eaux
de Vaudier, qu'elle agréa d'autant plus qu'étant alors
à Coni, il s'agissoit de se rendre à sa patrie, où elle
se porta le 14 juillet 1791. Je lui avois prescrit un
purgatif à prendre avant que de commencer l'usage des
eaux en boisson, et ensuite chaque jour l'application
des mousses à l'hipocondre droit, et sur la région épigastrique. Avec cette pratique et 15 bains, l'obstruction a été completement résolue dans 20 jours, et
ne restant plus que de l'affoiblissement j'ai pu la voir
moi-même completement rétablie après dix jours d'usage
en boisson des eaux de la source tonique de S. Jean.

§. III.

Observation sur une maladie du même genre
par M. le Docteur Deila.

Simon Bravo de Vaudier, laboureur âgé de 30 ans
fut porté à l'hôpital de la ville de Coni en conséquence
d'une maladie aigüe linfatico-bilieuse, dont je l'ai traité conjointement avec M. le Docteur Forneri. Il y
resta une obstruction au foie énorme, suivie trois mois
après par des sanglots très-ennuyeux, et des vomissemens fréquens, qu'on chercha en vain à dissiper par
un très-grand nombre de remèdes. On lui prescrit alors
les eaux sulphureuses de Vaudier, où il se porta le 3
août 1787. Il prit les eaux très-abondamment en boisson, il fit usage des bains et des mousses appliquées
sur la partie affectée, et ensuite plusieurs fois des eaux

mêmes en douche. L'obstruction a été résoute, et les sanglots, et les vomissemens cesserent. Il abandonna alors l'usage des eaux sulphureuses, et y substitua celui des eaux de la source S. Jean, qu'il continua long-temps. Par ce moyen il fut completement rétabli dans peu de temps, et jouit de la plus grande santé.

§. IV.

Histoire d'une obstruction à la rate par M. le Docteur Defilippi.

Le garçon qui fait le sujet de cette observation, Joseph Pachioni de Montanera, âgé de 16 ans, très-maigre, avec un tempérament hipocondriaque, avoit depuis trois années des fievres intermittentes, qui avoient éludé tous les secours que peut fournir l'art de guérir. Ces fievres étoient nourries par une obstruction énorme à la rate, qui depuis 1778 jusqu'au printemps de 1791 avoit si bien augmenté qu'une tumeur assez grande en occupant avec élévation l'hipocondre gauche, s'étendoit antérieurement jusqu'à la partie ombilicale, et en bas à la région hypogastrique; une fievre lente, le défaut d'appetit, l'épuisement de force, la toux, les vomissemens, et l'inutilité de tout remède ne laissoient presque à espérer de sa guérison. Au commencement de juillet on souhaita de tenter en dernière ressource les eaux de Vaudier, et on lui prescrit en conséquence les eaux de la source supérieure dite vitriolée en boisson, l'application des mousses sur le bas ventre, les bains sulphureux, et ensuite les eaux de la source de S. Jean. Ce régime a été suivi avec soin ; il commença l'usage des eaux en boisson le 13 juillet à la dose de 10 onces, qu'il augmenta successivement, et porta jusqu'à 2 livres, en y ajoutant chaque jour des lavemens de la même eau. Après 12 jours il eut un accès de fièvre suivi par un peu de flux du ventre ; les vomissemens, et la toux cessèrent. Il commença alors l'usage des bains tempérés, et des mousses. Il augmenta la dose des eaux en boisson qu'il porta jusqu'à 6 livres le 26 jour depuis le commencement. Alors les fievres étant parfaitement arrêtées, et l'obstruction diminuée, il passa aux eaux de la source de S. Jean à la dose de 8 onces, et ensuite jusques de 3 livres chaque matin, et par ces dernières continuées pendant 12 jours il fut guéri completement, et put reprendre le cours de ses études, qu'il suit maintenant avec succès.

§. V.

Observation de différentes obstructions au bas ventre par M. le Docteur Fantino.

L'apotiquaire de Robilant M. Sebastien Tosello âgé de 38 ans, flegmatique et hypocondriaque avoit depuis 7 années de l'obstruction au foie, aux glandes du mésentère et au bas ventre. Des tumeurs œdemateux s'étoient formés aux extrémités inférieures, et surtout à la partie intérieure de la jambe gauche, et des ulcères même s'étoient ouvertes, et rendues habituelles. Ces maladies étoient produites par une matière acre, saline, scorbutique, qui avoit produit une presque totale dissolution d'humeurs, et causoit souvent des fievres erratiques, de la difficulté dans la respiration, la perte de l'appetit, des mauvaises digestions, et menaçoit l'approche d'une hidropisie ascite.

Je l'envoyai aux bains de Vaudier au commencement de juillet 1792, et commenca l'usage des eaux sulphureuses en boisson à la dose de 20 onces, qu'il augmenta successivement, en y ajoutant de temps en temps une demie once de sulphate de magnésie. Il put obtenir d'abord des urines abondamment, et ensuite des évacuations par en bas, ce qui dissipa considérablement l'obstruction, et l'enflement du bas ventre. Les fievres furent entièrement arrêtées, l'oppression à la poitrine cessa, l'appetit survint, et dans 2c jours il put commencer l'usage des mousses au bas ventre, et sur les jambes, qu'il traita ensuite par les boues, qui en ont résous l'œdème, et détergées les ulcères presque fermées après 30 jours de ce traitement. Alors ne restant plus que l'épuisement des forces il fit usage des eaux de la source de S. Jean, et dans peu il put se rendre chez lui dans le plus grand état de santé.

§. VI.

D'une tumeur énorme à la région épigastrique
par MM. le Docteur Costa, et le Professeur Spagnolino.

Le Père Vincent de Strambino âgé de 28 ans avec un tempérament foible et bilieux souffroit depuis une année une douleur à la région épigastrique, très-forte surtout après les alimens. Elle lui causoit de la difficulté dans la respiration, et quelquefois même des vomissemens. Les saignées aux bras et aux vaisseaux hémorroidaux, quelques purgatifs, et l'usage des remèdes stomachiques et toniques à l'extérieur ne firent qu'augmenter la douleur, et rendirent presque habituelles les indigestions et l'anxieté. Quelques mois après parut au même lieu une tumeur dure sans aucune inflammation sensible à l'extérieur, s'augmenta peu à peu et après la région épigastrique occupa jusques les hypocondres, et s'étendit à la partie ombilicale. Au centre de cette tumeur se forma une éminence surnaturelle de 4 pouces d'hauteur avec étonnement de tous les gens de l'art qui l'ont visité. La douleur étoit moindre, mais les difficultés dans la respiration s'augmentèrent aussi bien que les indigestions, et presque toutes les fonctions se trouverent viciées, ne fut-ce que par la pression qu'une tumeur si grande devoit opérer sur les parties adjacentes. Cet ensemble de circonstances avoit causé des fievres irrégulières dès le commencement de 1791 , et qui alors étoient plus fréquentes. Tous les remèdes que l'on essaya soit à l'extérieur, soit à l'intérieur d'après nombre de médecins et chirurgiens de Turin ont été sans succès , jusqu'à ce que nous lui avons proposé les eaux de Vaudier, conjointement aux mousses à l'extérieur. C'est au commencement de juillet de la même année qu'il se porta à ces bains; d'abord il ne put prendre les bains qui paroissoient augmenter les anxietés , et on a dû commencer par l'application des mousses sur la tumeur , et par les eaux sulphureuses en boisson. On réiteroit les premières 2 fois chaque jour , et ne pouvant résister à des grandes doses des dernières. il commença si lentement qu'il ne prit que 14 onces d'eau dans les six premiers jours , auxquelles on suppléoit cependant par des lavemens de la même eau 2 fois par jour. On pût alors augmenter la dose des eaux en boisson , et les pousser si loin que le 18 jour du traitement il put en prendre jusqu'à 8 livres. Alors les urines devinrent très-abondantes , et laissoient précipiter une matière blanche et gluante, les évacuations par en bas étoient également bien fortes; on ne fit plus usage des lavemens ; on se borna aux mousses conjointement aux bains qu'il put alors prendre sans peine , et continuer deux fois chaque jour. Bientôt on ajouta encore la douche sur la tumeur , dont l'action étoit aidée par un léger frottement; à cette pratique suivit une fievre continue, avec chaleur, et des douleurs universelles , qui termina deux jours après par une sueur abondante; des évacuations par en bas, et par la voie urinaire suivirent encore cette fievre, et on suspendit trois jours la pratique précédente. Le 29 jour du traitement, la tumeur étant beaucoup diminuée, il reprit l'usage des bains, celui des mousses, et de la douche tout comme auparavant, il continuà les eaux en boisson jusqu'à la dose de 14 livres chaque jour, et dès lors les effets salutaires commencerent être si bien marqués, que dans 56 jours la tumeur étoit presque dissipée, les fonctions dans leur état naturel, et pouvant se promener à son aise sans difficulté de respiration, partit peu après en portant avec lui une santé complète, et l'admiration générale de tous ceux qui avoient connu son état déplorable.

§. VII.

Observation du même genre sur une tumeur congeste aux cuisses par M. le Chirurgien Valauri.

Barthelemi Anfosso âge de 39 ans avec un tempérament vigoureux avoit été attaqué au commencement d'octobre 1790 par des douleurs rheumatiques presque universelles, qui conjointement à une fievre assez forte annoncoient une arthrithis aigue. La fievre céda 5 jours après à 6 saignées, et à des boissons adoucissantes ; mais les douleurs en se fixant aux lombes devinrent plus fortes tandis qu'elles s'évanouirent dans les autres parties. Quelques remèdes que l'on employa alors ne firent qu'étendre la douleur au long de la cuisse, et jambe droite, et annoncer une ischiade. On pratiqua

238

en conséquence plusieurs remèdes externes et entr'autres des vésicatoires à la partie latérale extérieure des genoux, et pour modérer le froid dont le malade se plaignoit dans toute cette extrémité, on y approchoit des briques échauffées en même temps qu'on lui donnoit de la décoction de parience avec du petit lait. Dans 8 jours on parvint à modérer la douleur, mais dans toute l'étendue de cette extrémité il se fit un enflement surpassant 2 fois l'état naturel, et qui dans 7 jours rendit cette partie très-dure, très-roide, et tout-à-fait sans mouvement. Alors tous les soins, et tous les remèdes devinrent inutiles ; dans peu la cuisse surtout se trouva si dure qu'on auroit dit qu'elle s'étoit pétrifiée. Je lui ai proposé les bains de Vaudier, et il y arriva le 3 juin 1791. On commenca le traitement par un bain tempéré le matin, et en même temps une petite dose d'eau sulphureuse en boisson; l'après dîner on appliquoit les mousses sur toute la partie malade. Le 6 jour il put prendre 3 livres d'eau, et deux bains sans negliger l'usage des mousses. Le 12 jour on avoit porté la dose des eaux en boisson jusqu'à 6 livres qu'on modifia en y mêlant parties égales d'eau de la source supérieure dite vitriolée. On continua de cette manière 20 jours, et alors la partie affectée avoit dejà acquis son mouvement, et le malade ne se plaignoit plus que de la stupidité de cette même partie. La voie urinaire qui depuis quelques jours s'étoit ouverte, des évacuations par en bas discretes, une sueur considérable continuée pendant plus d'une heure après le bain, et au temps même de l'application des mousses, la fievre lente nocturne qui avoit cessé, l'appetit qui augmentoit, le sommeil tranquille, tout flattoit d'obtenir promptement une solution complète de la tumeur. On augmenta en conséquence la température des bains, on employa la douche sur toute la partie, et là surtout où l'assoupissement des humeurs paroissoit plus grand, on y ajouta l'usage des boues qu'on réitéra jusqu'à 8 fois, et par ce moyen dans 39 jours le malade se trouva guéri completement, et put se rendre chez lui en santé, et en jouir dans la suite.

CHAPITRE IV.

DES EFFETS QUE PRODUISENT LES EAUX DE VAUDIER SUR LES DOULEURS RHEUMATIQUES.

Les effets qu'ont produit les eaux de Vaudier dans les maladies du genre de celles qui font le sujet de ce chapitre, sont connus de tous les médecins du Piémont, et ce seroit ennuyer nos lecteurs que de s'arrêter long-temps sur ce sujet. On se bornera à 3 ou 4 observations.

§. I.

D'une douleur ischiatique par M. le Docteur Forneri.

Le sujet de l'observation dont je vais rendre compte, connu de tous nos voisins, est M. Laurent Tallone secrétaire de la Ville de Coni. Il touchoit à sa 44 année en novembre 1783 avec un tempérament phlegmatique pituiteux lorsqu'il fut attaqué d'une foiblesse avec douleur aux reins très-forte, qui éludant tous les remèdes que je lui ai prescrits, se dilaterent, et causerent une douleur ischiatique très-considérable, qui occupa bientôt entièrement la cuisse et jambe droite. Par les soins qu'on y a portés on parvint à arrêter la fievre, qui s'étoit jointe à ces douleurs atroces, mais ces dernieres continuerent, si bien que dans 5 mois cette partie étoit entièrement, stupide, et presque *atrophiée*. Comme je connoissois parfaitement l'efficacité des eaux de Vaudier dans ce genre de maladies, je n'hésitai pas à les lui proposer, et il y alla le 10 juillet 1784. On commença le traitement par un léger purgatif, auquel suivirent dix bains tempérés les 6 premiers jours. On augmenta alors la température des bains, et on y ajouta les eaux de la source de S. Laurent en boisson, et l'application des mousses, dont on soutenoit la chaleur par l'addition d'eau puisée à la source pendant une heure environ. On continua de cette manière pendant 20 jours en y ajoutant seulement 16 fois la douche pour une demie heure sur la région ischiatique et lombaire que l'on frottoit en même temps légèrement. Cette pratique a suffi pour résoudre la douleur et la stupidité, à ouvrir la voie urinaire et à laisser aux humeurs une circulation plus libre, et à rendre une guérison presque complète qui détermina le malade à s'en aller. Cependant les douleurs se firent entendre de nouveau l'hiver suivant, ce qui l'engagea au mois d'août 1785 à s'y rendre une autre fois, et alors suivant la méthode de l'année précédente put se rétablir completement en 20 jours.

On observe ici chaque année un nombre infini de guérisons de ce genre, et j'ai eu dernièrement occasion de traiter deux maladies de la même trempe de celle que je viens de décrire dans les personnes de M. Jean Alberti architecte de Coni, et de Louis Giordanengo du Vernante, mais je crois inutile d'après ce que je viens d'exposer, d'entrer dans des détails ultérieurs.

§. II.

Guérison d'un rheume, et contraction universelle
par M. le Docteur Derossi.

L'observation dont on va rendre compte est tirée des manuscrits de M. le Docteur Derossi, et nous a été fournie par M. son frère l'apotiquaire. A l'instance de ce médecin on transporta aux bains de Vaudier Joseph Millo de Dronero, âgé de 48 ans, homme très-vigoureux et bilieux, qui depuis décembre 1777 souffroit une douleur aigüe aux deux homoplates, qui lui causoit souvent la fievre, et produisit une fois de si grandes difficultés dans la respiration, que l'on craignoit proche la suffocation. Un chirurgien des environs qui fut appellé à le voir, lui tira dans 3 heures huit livres de sang; on assura à la vérité le malade de la suffocation, mais les douleurs continuerent et s'étendirent dans quelques jours par toute l'épine du dos, et se communiquerent aux quatre extrémités sans enflement apparent. Dans cet état il ne pouvoit plus faire le moindre mouvement; les muscles de l'épine du dos et des extrémités étoient si bien contractés, que bien de parties telles que les doigts aux mains et aux pieds étoient les uns très-étendus, les autres à demi pliés, et d'autres encore pliés entièrement, tandis que les jambes et les cuisses étoient completement roides. C'est dans cet état pitoyable qu'il fit appeller le docteur Derossi le 3 janvier 1778, qui après avoir essayé envain tous les secours que peut fournir l'art de guérir, ainsi que l'avoient fait bien d'autres avant lui, proposa les eaux minérales, et les mousses de Vaudier. Le malade y étant transporté bientôt, on le laissa 2 jours en repos, et on ne pratiqua d'autres remèdes que deux lavemens d'eau sulphureuse de la source de S. Laurent. Le 28 juin on le plongea dans un bain tempéré qu'il put souffrir 45 minutes. Il continua les bains qu'il porta bientôt à une heure jusqu'au 7 juillet, en ajoutant encore tous les matins 10 onces d'eau de la source supérieure. Il avoit pris alors 10 bains, dont les effets l'avoient fort encouragé; il avoit suivi l'usage des lavemens, et il se décida à un second bain le soir, et à augmenter la dose des eaux en boisson, à l'exhortation de M. Bluva chirurgien, aux soins duquel il avoit confié sa maladie. On continua de cette même manière jusqu'au 23 juillet; le malade pouvoit alors se mouvoir avec moins de douleur, et ses parties affectées ayant considérablement gagné en souplesse, on passa à l'application des mousses; on augmenta encore de 5 degrès la température des bains, et pouvant alors supporter de plus grandes doses d'eau en boisson, on les porta jusqu'à 4 livres. On continua de cette manière jusqu'au 15 août, lorsque le malade par le secours d'un appui pouvant se promener s'en alla en assez bon état.

§. III.

Observation sur un rheume à la tête par M. le chirurgien Gramondi.

Je suis moi-même le sujet de l'observation suivante qui constate l'efficacité des bains de Vaudier dans les maladies dépendantes du rheume. Agé de 45 ans, et avec un tempérament bilieux, consacré à l'étude, je souffrois depuis une année une douleur rheumatique à la tête, qui occupoit surtout le calvaire, l'occiput et une partie supérieure du col. La douleur quelquefois interrompue par des vertiges étoit le plus souvent si forte, que je ne pouvois reposer la nuit, et m'avoit dejà réduit à ne plus pouvoir me fixer à la lecture, ni à des méditations abstraites d'aucune sorte, sans me causer des vertiges, dont j'avois lieu de craindre des conséquences dangereuses. C'est en vain que j'ai essayé nombre de remèdes que mon expérience m'indiquoit, et que m'avoient proposés mes amis, et je me suis déterminé d'aller aux bains de Vaudier au commencement de juillet 1791. Les eaux de la source supérieure en boisson, les bains tempérés que je prenois deux fois par jour, la douche 12 fois sur l'occiput aidée par des légers frottemens ont dissipé ma douleur, et me rétablirent en santé parfaite dans 22 jours.

§. IV.

D'une affection spasmodique conjointement à des douleurs par M. le docteur Forneri.

Madame Pizzi de Coni, veuve âgée de 30 ans avec un tempérament très-foible souffroit depuis long-temps des affections spasmodiques nerveuses. Au mois de septembre 1789 des douleurs universelles à l'épine du dos, et dans toutes les articulations des extrémités supérieures et inférieures, l'attaquerent si bien, que toutes ces parties resterent presque sans mouvement. Aux bains près, qu'elle prit chez elle pendant 20 jours l'été de 1790, et qui lui procurerent quelque soulagement, tous les remèdes qu'on essaya furent entièrement inutiles. Les effets mêmes des bains domestiques ne furent que très-peu durables, car quelques mois après les douleurs en se renouvellant s'étendirent des lombes jusqu'au col sans enflement apparent, et l'arrêterent au lit pendant huit mois. Des difficultés au sommeil, le défaut d'appetit, et une fievre lente, qui se joignit bientôt aux douleurs, ne flattoit pas beaucoup de sa guérison. On lui proposa les bains de Vaudier, et s'y porta le 26 juin 1792. Ne pouvant souffrir les eaux en boisson, elle se borna à des lavemens d'eau sulphureuse, et aux bains tempérés, et ce fut avec tant de succès, qu'après 9 jours de traitement, et 16 bains elle pouvoit se promener librement. Ensuite avec l'usage des eaux toniques de la source de S. Jean elle put se rétablir completement, et se rendre à sa patrie très-bien en santé.

CHAPITRE V.

DES MALADIES DÉPENDANTES DE L'ASSOUPISSEMENT ET COAGULATION D'HUMEURS.

Quelque soit la cause des maladies de ce genre, les eaux de Vaudier ont produit dans tous les cas des effets très-salutaires, lors surtout que les maladies n'étoient pas très-anciennes. Ce qu'il est à remarquer c'est qu'il ne faut pas s'abandonner aux bains, et surtout à la douche sans des préparations préliminaires et convenables, car alors il y auroit du danger; mais comme l'on peut aux bains mêmes se confier à la direction de gens de l'art, ce seroit s'entretenir inutilement que d'entrer dans ces détails.

§. I.

Histoire d'une hemiplégie après des accès apoplétiques par M. le docteur Alexandre Giordano.

M. l'abbé Siccardi âgé de 63 ans, assez foible, et avec un tempérament melancholique, eut un accès apopletique le 23 mai 1773; il perdit la parole, les ex-

trémités inférieures ,et supérieures droites resterent pa-
ralisées , la levre inférieure pendante , et la paupière
supérieure droite sans mouvement. Après nombre d'opérations chirurgicales on essaya plusieurs remèdes , et
entr'autres les vésicatoires , et on ne put obtenir que
des effets très-bornés même après 36 jours. J'avois eu
plusieurs occasions d'observer les effets merveilleux des
eaux de Vaudier dans les maladies de ce genre , et
quoique plusieurs médecins ne fussent pas de la même
opinion que moi , je n'hésitai pas à faire transporter
le malade à ces bains. J'allai moi-même y prêter mes
soins , et nous y arrivâmes le 29 juin 1773. Ce jour-
ci on ne fit que mettre le soir un lavement d'eau sulphureuse au malade. Le jour suivant on le saigna , et
on repliqua deux lavemens de la même eau. Le 3 on
lui donna un purgatif de pillules capitales , et peu après
18 onces d'eau de la source supérieure dite vitriolée ;
à 4 heures de soir on le plongea pendant une demie
heure dans un bain tempéré, et on y frotta légèrement
les parties paralysées ; en le tirant du bain on lui donna
une cuillerée d'un mêlange cordial et céphalique. Il
prit le même bain le 4 , 5 , et 6 jour en continuant
les frottemens. Il pouvoit alors s'y arrêter au delà d'une
heure , et dans cet espace on lui donnoit 30 onces
d'eau de la source supérieure , et ensuite une cueille-
rée du mêlange cordial énoncé. Le 7 jour on laissa
reposer le malade avec deux lavemens, et le 8 on lui
fit prendre deux bains l'un au matin , l'autre le soir,
et on continua de cette manière jusqu'au 15 juillet.
Alors une plus grande sensibilité dans les parties ma-

lades, un mouvement bien marqué, et une plus libre articulation dans la parole annoncerent du succès. On augmenta de 6 degrès la température du bain au soir, on continua les lavemens, et les frottemens au col surtout, et au long de l'épine du dos, en même temps qu'on y versoit goutte à goutte de l'eau sulphureuse. Après 6 jours de ce traitement on y ajouta encore les boues au soir, que l'on continua 8 jours. Alors après 41 jours de traitement il put se promener sans d'autre appui que celui d'une canne, et sortit de chambre avec tant de joie qu'après avoir répandu bien de l'argent aux pauvres des environs, traita toute la compagnie par un dîner exquis. Il s'arrêta encore aux bains jusqu'au 23 août, et il partit alors dans un état de santé parfaite capable d'étonner les médecins qui n'avoient pas approuvé l'usage de ces bains.

§. II.

Observation d'une paralysie par M. le docteur Deila.

J'étois aux bains de Vaudier au commencement de juillet 1791 lorsqu'on y transporta M. Andreis de Carignano âgé de 60 ans avec une hemiplegie à la suite d'un accès apopletique. Les extrémités droites étoient paralytiques; le bras sans mouvement, et le malade ne pouvoit presque pas transporter la jambe à l'aide même de ses amis; il ne pouvoit pas distinguer les objets qui se présentoient le plus souvent multipliés, et avec peine pouvoit-il balbutier quelques mots; il se trouvoit dans cet état pitoyable depuis 3 mois lorsqu'on le porta aux bains. Son tempérament étant fort sanguin, on jugea de le saigner avant que de commencer l'usage des eaux, je lui fis donner quelques lavemens d'eau sulphureuse et un léger purgatif. Il commença alors les eaux de la source supérieure en boisson, et continua trois jours. Il prit le 4 un bain tempéré, et on lui administra tous les matins 4 livres d'eau de la source S. Martin. Le 9 jour on augmenta la température des bains, et on multiplia les frottemens. Depuis le 15 jusqu'au 24 jour de traitement on lui avoit appliqué encore 6 fois les mousses, et autant de fois la douche, et on avoit encore constamment augmenté la température des bains. Il a tant gagné de cette pratique qu'il pouvoit déjà se promener librement, et faire usage de son bras aussi bien qu'avant l'accès apopletique. Il articuloit très-bien les mots; mais on ne remarquoit cependant pas des progrès si sensibles dans ce qui tient à la vue. Il partit cependant des bains, où il se rendit de nouveau au mois d'août 1792, et il fut alors rétabli completement.

§. III.

Observation sur une tumeur lactée par M. Cappa, professeur de chirurgie à Coni.

Anne Marie Musso de Coni avec un tempérament pituiteux, une fibre molle, âgée de 31 ans, après le quatrieme enfantement d'un garçon le 3 mai 1778 a été attaquée le troisième jour d'une fievre lactée causée par le froid. Le lait ne parut cependant pas, et se dissipa même le peu qui s'étoit montré. Les lochies ont été supprimées, et bientôt elle sentit une douleur aigüe à l'aine, et deux jours après au-dessus de l'anneau des muscles de l'abdomen se forma une tumeur molle, mais qui n'annonçoit pas moins une très-grande expansion d'humeur, quoique la couleur naturelle de cette partie n'eût pas changé. On employa entierement sans succès les fomentations emollientes; la fievre quoique moins forte continuoit, et dans peu de jours la tumeur se dilata au long des vaisseaux cruraux, et en occupant la jambe et la cuisse forma une élévation énorme, qui égaloit la grosseur du corps. La couleur naturelle n'avoit pas changé à cela près qu'elle paroissoit plus pâle, et on ne remarquoit aucun indice d'inflammation; la fievre avoit presque cessé entièrement, lorsqu'on appella un chirurgien phlebotomiste, qui ne voyant dans tout ceci qu'un œdeme, lui fit pendant dix jours des fomentations, et des cataplasmes corroborans qui ne firent qu'empirer la tumeur. C'est dans cet état que je fus appellé à la voir conjointement avec M. le docteur Giordano ; après avoir oui la rélation du chirurgien, et de la malade, et l'avoir visitée, nous n'avons pas hésité à définir cette tumeur par un dépôt de lait, qui condensé soit par une constitution particulière de la malade, soit par les remèdes employés à l'extérieur, ou pour avoir négligé les intérieurs, soit encore à cause du temps qu'il étoit arrêté dans le pelvis, et dans toute la cellulaire de cette extrémité, le faisoit voir alors dans un état d'infiltration plus rénitente. On lui ordonna nombre de remèdes savonneux, avec des emplâtres du même genre, qui n'exercerent la moindre action. La grandeur de la tumeur ne fut pas diminuée, et ne parut aucune part indice de suppuration ; sa dureté parut même s'augmenter surtout au long des cordons des vaisseaux cruraux ; la fievre étoit très-lente, et désesperant de parvenir à la solution de cette tumeur, qui faisoit craindre des conséquences funestes, on la fit transporter aux bains de Vaudier, et on la confia aux soins de M. Bluva. Elle commenca par les eaux de la source supérieure en boisson, auxquelles on ajoutoit chaque jour un gros de sulphate de potasse dans le premier verre, et poussa la dose des eaux jusqu'à 9 livres ; on lui appliqua la première fois le 30 juin les mousses sur la région hypogastrique, sur la cuisse et la jambe, et dans 15 jours la voie urinaire s'ouvrit abondamment. Aux lochies, qui avoient disparus, succéda une fievre assez forte, et à la suite de celle-ci un peu de flux de ventre. On commenca alors observer de la diminution dans la tumeur, et en continuant cette pratique elle a été résoute complétement dans 38 jours. Il ne resta qu'une dureté dans la petite pelvis peu douloureuse même au tact, qui disparut même complétement peu après par la douche, et les mousses, de façon qu'après 47 jours de traitement quatre fois interrompus par des fievres de solution elle se trouva complétement rétablie. Il restoit à la vérité de l'affoiblissement; mais ce dernier même céda à l'usage des eaux de la source tonique de S. Jean continuées pendant 12 jours, et le 28 août la malade put se rendre chez elle dans un état de santé florissante.

CHAPITRE VI.

HISTOIRE DE QUELQUES GUÉRISONS DE MALADIES BRONCHIALES ET PULMONAIRES OPÉRÉES PAR LES EAUX DE VAUDIER

§. I.

Considérations générales par l'Editeur.

S'il n'est permis de décider de l'efficacité des eaux d'après les principes qu'on y trouve par l'analyse, il doit au moins l'être de donner quelques conjectures, lors surtout qu'il s'agit d'une matière sur laquelle on n'a pu rassembler des observations suffisantes, et qui par elle-même est très-propre à attirer l'attention des médecins. Tel est sans doute le sujet de cet article. On sait que dans presque toutes les eaux sulphureuses le soufre se trouve dissous par l'hidrogène, et on sait également que dans bien de maladies pulmonaires et bronchiales il se trouve un excès d'hidrogène prêt à se développer dans les poumons, et c'est d'après ce fait que nombre de médecins ont proposé l'air vital contre les maladies de ce genre. Dans cette hipothèse l'usage des eaux sulphureuses ordinaires ne paroît gueres indi- qué, parceque si l'on excepte le soufre dont l'hidrogène est le vehicule, et qui pourroit exercer quelque action salutaire, on ne fait qu'ajouter de l'hidrogène à un excès d'hidrogène, qui peut-être produit lui seul les maladies de ce genre, c'est-à-dire que l'on augmente la cause pour mettre des obstacles aux effets qu'elle produit. L'analyse des eaux de Vaudier vient de nous fournir un nouveau gaz, c'est-à-dire le gaz acide carbonique sulphuré. Nombre d'expériences que l'on a fait en Angleterre et en Allemagne constatent les heureux effets du gaz acide carbonique dans ce genre de maladies, et celui du soufre est constaté depuis long temps. Le gaz acide carbonique est de même que l'hidrogène le vehicule du soufre, et ce gaz ne paroît pas au moins si dangereux que l'hidrogène peut l'être. Par cela seul peut-être les eaux qui contiennent ce gaz méritent-elles la préférence. Mais ne pourroit-on pas soupçonner encore que s'il y a excès d'hidrogène dans les maladies pulmonaires il y ait défaut de charbon? Ne seroit-ce pas en fournissant ce charbon au sang, en se décomposant, en saturant l'hidrogène, et en formant de l'eau avec lui qu'agit le gaz acide carbonique dont on a essayé des effets si heureux dans ce genre de maladies? Le gaz acide carbonique sulphuré en fournissant tous ces principes fournit le soufre en même temps, et ne seroit-il pas possible encore que ce même soufre contribue à une plus prompte décomposition du gaz acide carbonique, et à la combinaison de son oxigène avec l'hidrogène du sang? Ce ne sont là que des idées peut-être étranges, et peut-être encore exactes qui se présenterent à mon esprit en rédigeant cet article. Ce qui est certain c'est que si j'exerçois la médecine pratique, je n'hésiterois pas un instant à essayer le gaz acide carbonique sulphuré dans plusieurs maladies pulmonaires et bronchiales, et j'ose même croire que ce seroit avec fruit. Les deux observations suivantes dont j'ai été témoin, viennent encore à l'appui de mes soupçons.

§. II.

Traitement heureux d'une affection pulmonaire par les vapeurs et les eaux de Vaudier par M. le Docteur Olivero.

Au commencement d'août 1792 étant aux bains de Vaudier, à l'occasion que l'on procédoit à l'analyse de ces eaux sulphureuses je fus appellé à voir Anne-Marie Dogliani de Coni, femme de moyen âge, ayant un tempérament salin bilieux, d'une fibre très-irritable, qui étoit depuis deux années attaquée d'une petite fievre. Tout ce que j'ai pu tirer sur l'histoire de la maladie, c'est qu'on la croyoit produite par une dissolution d'humeurs à la suite de beaucoup d'affection d'ame. On avoit d'abord jugé que c'étoit une fievre rheumatico-bilieuse; elle avoit été précédée d'une douleur au petit ventre, d'anxietés dans la respiration, et d'une toux d'irritation que l'on jugea stomacale. On avoit pratiqué la saignée plusieurs fois, et quelques remèdes adoucissans et diaphoretiques, auxquels la fievres céda d'abord, et ne céderent les anxietés, les douleurs de poitrine, et la toux, qui devint même plus forte, et qui étoit même suivie d'ordinaire par des vomissemens de matière bilieuse. Ces malheurs ayant continué avec sa cause au delà de 15 mois la toux se rendit habituelle, des crachemens de matière muqueuse jaune, et même de sang se firent voir, et l'appetit manqua; des fievres inflammatoires de peu de durée succéderent, on les traita par la saignée, la fievre se rallentit, et devint plus irrégulière, avec des douleurs errantes à la poitrine, et souvent plus fortes encore à la région épigastrique; la toux augmenta aussi bien que les crachemens de sang, et la malade avoit si bien empiré que l'on croyoit proche le terme de ses jours, lorsque je l'ai vue aux bains de Vaudier, et que je désesperai autant que les autres de sa guérison. Je lui proposai les eaux sulphureuses en boisson à la dose de 10 onces avec autant de lait; je lui fis donner chaque jour deux lavemens de la même eau sulphureuse, et je lui fis souvent respirer la vapeur des eaux par le tuyau que j'avois fait disposer à cet usage. On crut remarquer du succès après 10 jours; on augmenta alors la dose des eaux jusqu'à 20 onces sans augmenter celle du lait; elle commença les bains, les continua sans negliger chaque jour les lavemens. Les fleurs supprimées depuis très-long temps parurent alors, et après 25 jours de traitement se rendit chez elle en assez bon état. Ayant eu occasion de la voir après à Coni, j'ai appris que dans la suite la toux avoit cessé presque entièrement, et qu'elle n'essuya jamais non plus aucune douleur à la poitrine, et que l'appetit lui avoit été rendu par quelques remèdes adoucissans que l'on avoit avant essayés en vain.

§. III.

Observation du même genre par le même.

En même temps que je suivois les effets heureux des eaux de Vaudier sur la malade dont j'ai parlé, je les constatois encore sur Louise Coniglio aussi de Coni, attaquée d'une toux sèche, et d'hemophtise. Cette femme d'un tempérament sanguin bilieux souffroit une toux saline depuis trois ans, et avoit eu plusieurs fois des fievres inflammatoires conjointement à des anxietés et des crachemens de sang, qu'on supéra par des saignées et des boissons adoucissantes que MM. Costa et Ranzone lui avoient sagement prescrites à Turin, où elle faisoit sa demeure. Mais elle retomba si souvent que la toux devint habituelle, et presque purulente avec des fievres légères, qui menacoient une fievre lente, et une vraie phtisie pulmonaire. Les remèdes employés ayant été constamment inutiles, elle se rendit à Coni sa patrie, où en suivant même la méthode que lui avoient prescrite les savans médecins de Turin sans fruit, se détermina à essayer les eaux de Vaudier, où elle arriva à la moitié de juillet 1792. C'est tout ce que je sais de l'histoire de sa maladie, et c'est dans cet état que j'ai commencé son traitement. D'abord j'ai commencé lui faire prendre une livre d'eau de la source supérieure avec autant de lait, ensuite on y ajouta les bains tempérés, et chaque jour je lui faisois respirer long-temps la vapeur des eaux par le tuyau disposé à cet effet. Dans 48 jours de traitement, pendant lesquels elle prit 20 bains, la toux cessa presqu'entièrement, et la fievre lente disparut, et se rendit chez elle avec bien de l'appetit, et un bon fond de santé le 28 août, et elle en jouit maintenant.

CHAPITRE VII.

DES EFFETS QUE PRODUISENT LES EAUX DE VAUDIER DANS LES MALADIES EXTERNES.

Il est aisé de juger de l'efficacité des eaux de Vaudier dans le traitement des maladies externes d'après tout ce qu'on vient de voir de leur vertu. On pourroit aisement rapporter un très-grand nombre de guérisons d'engourdissemens, de roideurs , d'anchiloses dépendantes de blessures aux nerfs, ou aux tendons, ou aponeurotiques, luxation et lacération aux ligamens articulaires , endurcissement aux articulations avec même incrustations sinoviales etc. etc., mais on se contentera de n'en rappeller que trois.

§. I.

Observation sur une luxation d'humerus par M. Cappa

Le sujet de cette observation est François Baserga Tirolien, marchand de petites figures en bois, qui au mois de décembre 1774 tomba à Fossan, et se fit une luxation à l'épaule droite, et la tête sortie se porta antérieurement dans la cavité des aisselles. Bien de chirurgiens ont tenté en vain la réposition ; il fut par-là réduit presqu'à la misère ne pouvant plus exercer son commerce. Il vint aux bains de Vaudier en 1775 au mois de juin, où en l'examinant j'ai trouvé la cavité de l'omoplate remplie de sinovie dejà durcie. Je n'ai gueres flatté le malade de la guérison, mais comme il s'agissoit de faire encore l'essai de ces eaux en dernière ressource, je lui ai ordonné la douche deux fois par jour dans la vue de résoudre la sinovie endurcie dans la cavité de l'omoplate, et l'usage des mousses continuées autant que possible pour mollifier les ligamens, et les tendons. Il continua 10 jours, et on avoit pu remarquer du commencement quelque succès. On tenta trois fois tantôt d'une manière, tantôt d'une autre en vain de remettre la partie, et on y parvint enfin le 20 jour du traitement, que l'on continua cependant encore pour résoudre completement la sinovie, qui forcée à sortir de la cavité, et encore assez ténace s'arrêtoit aux parties approchantes de l'articulation. Peu après à l'aide encore de quelques mouvemens qu'on lui fit faire, il se trouva completement rétabli, et s'en alla le trente juillet.

§. II.

Observation sur des ulcères habituelles par M. le Docteur Forneri.

M. l'abbé Tassoni âgé de 6o ans, à la suite d'une ulcère qu'il portoit depuis long-temps à la jambe droite, et qui lui causoit une fievre assez souvent, en essaya une entr'autres pour laquelle on me fit appeller. Je lui conseillai d'appeller un chirurgien habile pour le traiter, et on m'a répondu que le célèbre Anino, qui l'avoit dejà traité long-temps désespérant de sa guérison, et jugeant inutiles des efforts ultérieurs l'abandonna; ce que M. Anino lui-même n'hésita pas de me confirmer, en ajoutant que c'étoit une ulcère ancienne qui menaçoit la gangrène. Je proposai au malade d'essayer les eaux de Vaudier; il y alla, il s'y arrêta 40 jours, et je fus étonné de le voir parfaitement guéri à son retour. Il jouit même dans ce moment d'une santé parfaite.

§. III.

Sur des ulcères dartreuses rongeantes par le même.

J'ai fait encore une observation du même genre sur une Religieuse, Sœur Marie Aldegonde Carranta Abbesse au couvent de Sainte Claire de Coni. Agée de 76 ans elle étoit molestée depuis bien long-temps par des ulcères dartreuses rongeantes aux jambes. Je fis transporter des mousses de Vaudier, et en fis faire l'application, tandis que par des remèdes à l'intérieur je tâchois d'en corriger la cause. Les ulcères ont été fermées bientôt. Une expérience long-temps suivie m'a prouvé que les mousses des eaux de Vaudier sont spécifiques contre ce genre de maladies.

APPENDIX

Sur l'efficacité tonique des eaux de la source de S. Jean.

On a dejà annoncé les effets toniques de ces eaux dans la première section de cet ouvrage, et on a pu les voir confirmés bien de fois dans la section troisième. On va rapporter cependant une observation qui terminera cet ouvrage.

Jean Alberti architecte de Coni, âgé de 34 ans, avec un tempérament phlegmatique, que les eaux sulphureuses avoient dejà guéri en 1780 d'une douleur ischiatique, qui lui avoit laissé l'extrémité inférieure droite exténuée, après cette guérison il acquit tant de santé que peu après il dégénera en état de maladie. En 1787 après quelques fievres linfatico-rheumatiques la santé dont il jouissoit a été fort troublée par des douleurs nephretiques conjointement avec des évacuations abondantes par la voie urinaire, avec du mucus, et par des mauvaises digestions. Un flux de ventre long-temps continué dégénéroit dejà en lienterie, à laquelle se joignit encore le défaut presque total d'appetit, et de sommeil, des fievres irrégulières, et une très-grande melancolie. C'est envain qu'on essaya nombre de remèdes, et que l'on a consulté nombre de médecins. Il abandonna en 1788 toute sorte de remède d'après le conseil de M. le docteur Ranzone; il se porta aux bains de Vaudier, où il ne fit que prendre les eaux de la source de S. Jean en boisson, et les continuer pendant 40 jours. L'usage de ces eaux a suffi pour lui rendre une santé aussi parfaite que celle d'auparavant, et il en jouit constamment depuis lors.

EXPLICATION

DE QUELQUES TERMES EMPLOYÉS DANS CET OUVRAGE.

Noms nouveaux	Noms anciens
Acetite de baryte	*Dissolution de terre pesante dans le vinaigre*
Acetite de potasse	*Terre foliée de tartre*
Acetite de plomb	*Sel ou sucre de Saturne*
Acide sulphurique	*Acide vitriolique déphlogistiqué*
Acide sulphureux	*Acide sulphureux volatil*
Acide nitrique	*Esprit de nitre déphlogistiqué*
Acide nitreux	*Esprit de nitre phlogistiqué*
Acide muriatique oxigèné	*Acide marin déphlogistiqué*
Acide nitro-muriatique	*Eau régale*
Acide oxalique	*Acide du sucre*
Acide gallique	*Principe astringent*
Acide prussique	*Matière colorante le bleu de Prusse*
Air vital	*Air déphlogistiqué*
Air pur	*Le même*
Alcool	*Esprit de vin rectifié*

Noms nouveaux	Noms anciens
Ammoniaque . . .	Alcali volatil fluor
Azote	Base de l'air phlogistiqué
Calorique	Matière de la chaleur
Carbonate de chaux .	Terre calcaire
Carbonate de potasse .	Sel de tartre saturé d'air fixe
Carbonate de potasse non saturé	Sel de tartre commun
Carbonate de soude . .	Alcali minéral aéré
Carbonate d'ammoniaque	Alcali volatil aéré
Carbonates alcalins . .	Alcalis aérés
Carbonates terreux . .	Terres aérées
Carbonates métalliques .	Chaux métalliques aérées
Extractif	Matière extractive
Fluate de chaux . .	Spath fluor
Gaz acide carbonique .	Air fixe
Gaz acide carbonique sulphuré	Air fixe avec soufre en dissolution
Gaz azote	Air phlogistiqué
Gaz ammoniacal . .	Air alcalin
Gaz hidrogène . . .	Air inflammable
Gaz hidrogène sulphuré	Air hépatique
Hidrogène	Base de l'air inflammable
Muriate d'argent . .	Lune cornée
Muriate de plomb . .	Plomb corné
Muriate de baryte . .	Terre pesante avec l'acide muriatique
Muriate de chaux . .	Sel marin calcaire
Muriate de soude . .	Sel commun

Noms nouveaux	Noms anciens
Muriate oxigène de mercure	Mercure sublimé corrosif
Nitrate d'argent	Dissolution d'argent nitreuse
Nitrate de mercure	Dissolution de mercure dans l'esprit de nitre
Nitrate de baryte	Terre pesante avec l'acide nitrique
Oxalate acidule de potasse	Sel essentiel d'oseille
Oxalate ammoniacal	Alcali volatil sucré
Oxalate de chaux	Chaux sucrée
Oxide métallique	Chaux métallique
Oxide de fer	Chaux de fer
Oxide de zinc	Chaux de zinc
Oxide de plomb vitreux	Litarge
Oxide noir de manganèse	Manganèse
Oxide blanc d'arsenic	Arsenic
Oxigène	Base de l'air déphlogistiqué
Phosphate ammoniacal	Sel fusible microcosmique
Phosphate de chaux	Chaux avec l'acide phosphorique
Potasse	Alcali végétal caustique
Prussiate de chaux	Eau de chaux
Prussiate de potasse	Potasse
	Avec la matière colorante du bleu de Pruſſe.
Prussiate de fer	Bleu de Prusse, azur de Berlin
Sels barytiques	Sels à base de terre pesante

Noms nouveaux	Noms anciens
Soude	Alcali minéral caustique
Sulphates	Sels vitrioliques
Sulphate de chaux	Sélénite
Sulphate de baryte	Spath pesant
Sulphate de soude	Sel mirable de Glauber
Sulphate de plomb	Vitriol de plomb
Sulphate de fer	Vitriol de fer, ou de Rome
Sulphate de magnésie	Sel d'Epsom, ou de Canal
Sulphure	Foie de soufre
Sulphures alcalins	Foie de soufre à base d'alcali fixe végétal ou minéral
Sulphures terreux	Foie de soufre à base terreuse.

TABLE
DES ARTICLES.

SECTION II.

Histoire et analyse des bains de Vaudier.

SECTION III.

Des propriétés médicales des eaux de Vaudier

FAUTES A CORRIGER

Pag.	lig.		lisez
4	19	tout sa cour	toute sa cour
7	dern.	tou reproche	tout reproche
18	13	renonclées	renoncles
21	29	aut sources	aux sources
27	30	on cerambix	ou cerambix
31	14	er l'ether	et l'ether
36	23	fluaté de chaux	fluate de chaux
54	17	dont ils s'élèvent	dont elles s'élèvent
ibid.	29	ne l'auroient-il pas	ne l'auroient-ils pas
55	4	fournis par les	fournies par les
ibid.	12	bien plus chargée	bien plus chargé
78	12	le voir	la voir
121	7	celui des feves	celle des feves.

AVEC PERMISSION.

www.ingramcontent.com/pod-product-compliance
Ingram Content Group UK Ltd.
Pitfield, Milton Keynes, MK11 3LW, UK
UKHW021917070726
13614UKWH00001B/90

9 782019 262969